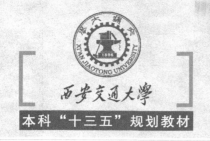

西安交通大学
本科"十三五"规划教材

外科学实习指导

主　审　黎一鸣

主　编　刘　阳

副主编　陈　熹　曹　罡

编　者　（按姓氏笔画排序）

马小斌　卢　乐　刘　阳

陈　熹　曹　罡　程传涛

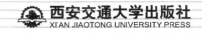
西安交通大学出版社
XI'AN JIAOTONG UNIVERSITY PRESS

图书在版编目(CIP)数据

外科学实习指导/刘阳主编. —西安:西安交通
大学出版社,2018.5
西安交通大学本科"十三五"规划教材
ISBN 978 - 7 - 5693 - 0566 - 1

Ⅰ.①外… Ⅱ.①刘… Ⅲ.①外科学-实习-高等学
校-教学参考资料 Ⅳ.①R6 - 45

中国版本图书馆 CIP 数据核字(2018)第 079913 号

书 名	外科学实习指导	
主 编	刘 阳	
责任编辑	张永利	

出版发行　西安交通大学出版社
　　　　　(西安市兴庆南路 10 号　邮政编码 710049)
网　　址　http://www. xjtupress. com
电　　话　(029)82668357　82667874(发行中心)
　　　　　(029)82668315(总编办)
传　　真　(029)82668280
印　　刷　西安日报社印务中心

开　　本　787mm×1092mm　1/16　印张　7.5　字数　146 千字
版次印次　2018 年 10 月第 1 版　　2018 年 10 月第 1 次印刷
书　　号　ISBN 978 - 7 - 5693 - 0566 - 1
定　　价　24.00 元

前　言

外科学是一门实践性很强的学科,而实践教学则是学生学习的关键。外科学学习是培养临床医学生向一名合格医生转变的第一步,是医学教育过程中不可或缺的重要阶段。外科手术操作是外科的主体,如何在实训中初步锻炼学生的外科基本操作,使其对外科手术步骤具有初步了解,并为进一步的外科实习提供坚实的基础,是外科实验教学的关键。

作为同时在临床、教学一线带教的教师,我们深切体会到一本实用的配套实验教材在其中的作用,同时我们也在日常的工作、教学中发现了诸多问题,这些问题制约着学生实践水平的提升。

首先,我们正在使用的《外科学》统编教材主要侧重于理论知识的传授,对于实践操作以及外科动物实验的讲授很少,甚至没有相关的论述,而其他出版社也少有合适的针对外科学操作的教材出版。

其次,随着科技的发展,一些新的仪器、设备、方法等已经应用到了外科的实际工作中(如电刀设备、超声刀、吻合器、闭合器、腔镜技术、外科刷手技术的更新等),其中的一部分已经成为现代外科手术的常规方法和设备,并代替了以往的设备和技术。但是,现有的各种教材及教辅材料中对其介绍得很少。在临床带教中,学生时常会问我"老师,这个是什么,干什么用的?"出现学生的学习同临床实际情况脱节的现象。

再次,西安交通大学第一、第二附属医院现阶段在动物实验中已经将家兔作为实验动物。无论是家兔,还是其他动物,其解剖结构与人体都有所区别,而这些知识对于学生,甚至初次带教的老师也不是很清楚。另一方面,我们也不能简单地将人体手术搬到动物身上进行操作,而是要有针对性地进行修正。

因此,我们有了编写一部针对外科实验课配套教材的想法,而本教材又有幸被列入了西安交通大学本科"十三五"规划教材项目,且获得了资助,并在西安交通大学第一、第二附属医院多位工作在临床、教学一线教师的齐心协力下,最终得以完成编写工作。回想笔者多年前作为学生时因没有外科实验教材,网络也不发达,加之外科实验课学生多,看不见、听不到,课后也没有相关的配套材料指导,确实对我的外科学学习造成了影响。在此,希望今后的学生不要再遇到当年我学习时的困扰。

因本教材为首次刊印，加之参编人员临床、教学工作任务繁重，均为利用课余时间编写而成，故文中如有不尽之处，恳请大家及时予以指正，我们也将在再版时予以纠正，以期满足同学们外科实践课的需要，并最终达到提高教学质量的目的。

刘阳

2018.6

目　　录

第一章 无菌术

无菌术是针对感染来源所采取的一种预防措施，由灭菌法、消毒法（抗菌法）和一定的操作规则及管理制度所组成。

灭菌系指杀灭一切活的微生物。灭菌法一般是指预先用物理方法彻底消灭掉与手术区或伤口接触的物品上所附带的微生物。消毒系指杀灭病原微生物和其他有害微生物，并不要求清除或杀灭所有微生物（如芽孢等）。消毒法又称抗菌法，常指应用化学方法来消灭微生物。有关的操作规则和管理制度则是防止已经灭菌和消毒的物品、已行无菌准备的手术人员或手术区再次被污染，而引起伤口感染的办法。

第一节 手术器械、物品、敷料的灭菌法和消毒法

一、灭菌法

常用的灭菌方法有高压蒸汽灭菌法、煮沸灭菌法和火烧法。

1. 高压蒸汽灭菌法

本法应用最普遍，效果可靠，分为下排气式和预真空式两种。

下排气式蒸汽灭菌器的蒸汽压力为 $104.0 \sim 137.3$ kPa（$15 \sim 20$lbf/in^2），温度可达 $121 \sim 126$℃。当消毒室压力和温度达到预选值后，维持 30 分钟，即能杀死包括具有顽强抵抗力的细菌芽孢在内的一切细菌，达到灭菌目的。

预真空式蒸汽灭菌器（快速消毒器）的灭菌条件：蒸汽压力为 170kPa，消毒室内温度为 133℃，$4 \sim 6$ 分钟可达到灭菌效果，整个过程需要 $20 \sim 30$ 分钟。

高压蒸汽灭菌法多用于一般能耐受高温的物品，如金属器械、玻璃、搪瓷、敷料、橡胶类、药物等。物品灭菌后，可保包内无菌 2 周。

注意事项：①需要灭菌的各种包裹不应过大，下排气式体积上限为 30cm $\times 30$cm $\times 25$cm，预真空式体积上限为 50cm $\times 30$cm $\times 30$cm。②包扎不宜过紧。③放入灭菌器内的包裹不要排得太密，以免妨碍蒸汽透入，影响灭菌效果。④预置专用的包内及包外灭菌指示纸带，在压力及温度达到灭菌标准条件并维持 15 分钟时，指示纸带即出现黑色

条纹，表示已达灭菌的要求。⑤易燃和易爆炸物品如碘仿、苯类等禁用高压蒸汽灭菌法；锐利器械如刀、剪等也不宜用此法灭菌。⑥瓶装液体灭菌时，要用玻璃纸和纱布包扎瓶口，如用橡皮塞的，应插入针头排气。⑦已灭菌的物品应做记号，注明有效日期，以便识别，并需与未灭菌的物品分开放置，以免弄错。⑧高压灭菌器应由专人负责。

2. 煮沸灭菌法

煮沸灭菌法使用方便，简单易行。水温 100℃，持续 15～20 分钟可杀死一般细菌，但至少需要 1 小时才能杀死芽孢。水中加入碳酸氢钠成为 2% 碱性溶液，可使沸点达到 105℃，灭菌时间可缩短至 10 分钟。压力锅可使蒸汽压力达到 127.5kPa，锅内温度达到 124℃，10 分钟即可灭菌。

注意事项：①物品必须完全浸没在水中，才能达到灭菌的目的。②橡胶和丝线类应在水煮沸后放入，持续煮沸 10 分钟即可取出，以免煮沸过久影响质量。③玻璃类物品要用纱布包好，放入冷水中煮，以免骤热而破裂；如为注射器，应拔出其内芯，用纱布包好针筒、内芯。④灭菌时间应从水煮沸后算起，如果中途加入其他物品，应重新计算时间。⑤煮沸器的锅盖应严密关闭，以保持沸水温度。

3. 火烧法

金属器械的灭菌可用此法。将器械置于搪瓷或金属盆中，倒入 95% 酒精少许，点火直接燃烧，也可达到灭菌的目的。但此法常使锐利器械变钝，又会使器械失去原有的光泽，因此仅用于急需等特殊情况。

二、消毒法

1. 药液浸泡消毒法

锐利器械、内镜、腹腔镜等不适于热力灭菌的器械，可用化学药液浸泡消毒。常用的化学消毒剂有下列几种。

（1）1:1000 新洁尔灭溶液：浸泡时间为 30 分钟，常用于刀片、剪刀、缝针的消毒。1000ml 新洁尔灭中加医用亚硝酸钠 5g，配成"防锈新洁尔灭溶液"，有防止金属器械生锈的作用。药液宜每周更换 1 次。

（2）70% 酒精：浸泡 30 分钟，用途与新洁尔灭溶液相同。酒精应每周过滤，并核对浓度 1 次。

（3）10% 甲醛溶液：浸泡时间为 30 分钟，适用于输尿管导管、塑料类、有机玻璃的消毒。

（4）2% 戊二醛水溶液：浸泡 10～30 分钟，用途与新洁尔灭溶液相同，但灭菌效果更好。

（5）1:1000 氯己定（洗必泰）溶液：抗菌作用较新洁尔灭强，浸泡时间为30分钟。

注意事项：①浸泡前，要擦净器械上的油脂。②要消毒的物品必须全部浸入溶液内。③有轴节的器械（如剪刀），轴节应张开；管瓶类物品的内外均应浸泡在消毒液中。④使用前，需用灭菌盐水将药液冲洗干净，以免组织受到药液的损害。

2. 环氧乙烷熏蒸法

环氧乙烷是一种光谱灭菌剂，可在常温下杀灭各种微生物，包括芽孢、结核杆菌、细菌、病毒、真菌等。环氧乙烷不腐蚀塑料、金属和橡胶，不会使物品发生变黄变脆，并能穿透形态不规则物品并灭菌，可用于那些不能用消毒剂浸泡、干热、压力、蒸汽及其他化学气体灭菌之物品的灭菌。

使用前先检查消毒柜各阀门、管道、温度表、压力表是否完好、正常。将待消毒物品装柜，整齐堆放，离消毒柜内壁约10cm，柜内按产品分布放置生物指示芯片，放置温度计，关闭消毒柜，打开电源进行加温，使柜内温度逐渐升到50℃±5℃。打开真空泵，柜内抽真空到 −0.02MPa，关闭真空泵。消毒柜内湿度保持在60% RH ±5% RH。徐徐打开环氧乙烷进气阀，在水加温辅助下，加环氧乙烷（3.6±0.5）kg/m³，保温消毒6~8小时。关闭加温阀，将柜内环氧乙烷气体抽入水池，抽真空至 −0.02MPa，打开进气阀。重复3次。打开消毒柜门，通风后将消毒的产品搬移至环氧乙烷解析室，取出生物指示芯片，送化验室培养。消毒产品存放于解析室5~7天，以去除环氧乙烷残留量。解析室内温度保持在30~40℃。

第二节　手术人员的无菌准备
（手消毒、穿手术衣、戴手套）

在皮肤皱褶内和皮肤深层如毛囊、皮脂腺等部位都藏有细菌。手臂的消毒仅能清除皮肤表面的细菌，并不能完全消灭藏在皮肤深处的细菌。在手术过程中，这些细菌会逐渐溢到皮肤表面，故手术时除消毒手臂外，还应戴无菌手套和穿手术衣，以防细菌污染手术伤口。刷手、穿手术衣及戴手套在保证手术伤口不被污染中有十分重要的意义，现介绍刷手前一般准备、刷手和穿手术衣、戴无菌手套等具体内容及注意事项。

一、刷手前一般准备

手术人员应保持身体清洁，剪除过长的指甲。进入手术室时，首先换上手术室专用鞋；穿洗手服时应取下身上的全部饰物，内、外衣尽可能都换下，避免衣领、袖外露，将洗手服上衣扎入裤中；戴好手术帽和口罩，并要求遮盖住全部头发及口鼻（图1−1a~c）。

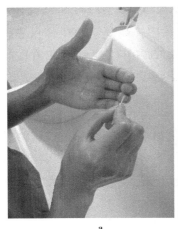 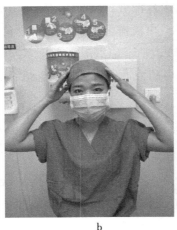 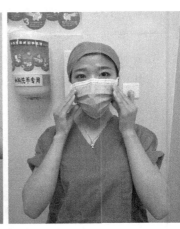

a   b   c

图 1-1 手术人员一般准备

二、手臂消毒法

1. 清洁洗手（六步洗手法）

　　流动水下清洁双手及上臂，取 3～5ml 皂液或皮肤清洗液，清洁双手及上臂，并在流动水下冲洗，用水彻底冲洗皂液并擦干。洗手具体步骤：掌心相对，手指并拢，相互揉搓；手心对手背沿指缝相互揉搓，交换进行；掌心相对，双手交叉，指缝相互揉搓；弯曲手指，使关节在另一掌心旋转揉搓，交换进行；右手握住左手大拇指旋转揉搓，交换进行；将五个指尖并拢放在另一掌心旋转揉搓，交换进行（图 1-2a～k）。

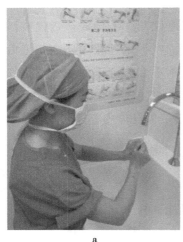 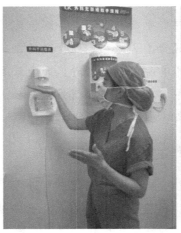 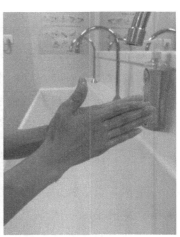

a   b   c

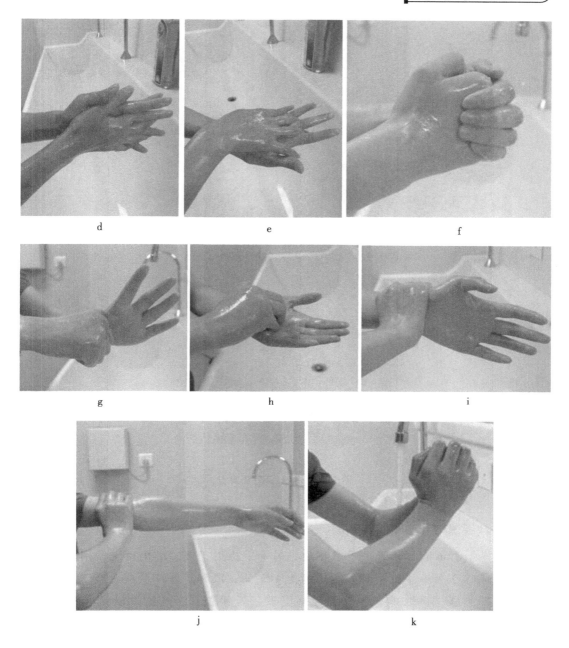

图 1 - 2 清洁洗手（六步洗手法）

2. 擦干双手及前臂（图 1 - 3a ~ c）

清洁洗手后，取消毒无菌毛巾将先将双手擦干，然后对折放于手臂上，擦干手臂。应注意毛巾尖端朝向手指方向，擦拭过程中另一只手应握持于毛巾角处，由指尖向手臂方向来回旋转擦拭。如使用一只毛巾擦拭双侧手臂，应注意分别使用毛巾的两面擦拭不同的手臂。

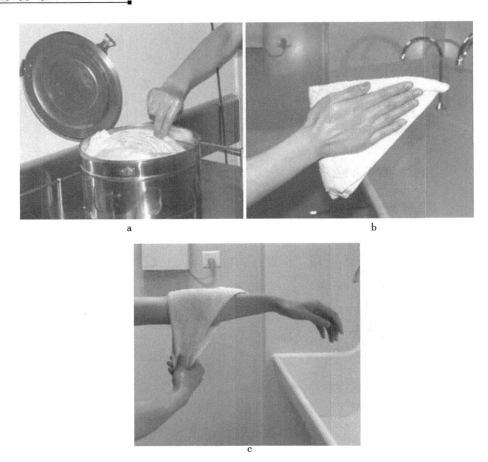

图1-3 擦干双手及前臂

3. 外科手消毒（图1-4a~m）

取外科手消毒液2ml于一手掌心内，另一手指尖于该掌心内擦洗，用剩余的消毒液均匀涂抹于另一手的手背及手臂肘上1/3处；取2ml外科手消毒液于另一手掌心重复上一步骤；再取外科手消毒液消毒双手及手腕；最后取2ml洗手液，掌心相对，双手交叉，沿指缝相互揉搓，手心对手背沿指缝相互揉搓，交换进行；弯曲各手指关节，双手相扣进行揉搓；一手握另一手大拇指旋转揉搓，交换进行；揉搓双手，直至洗手液干燥，再戴外科手套（特别提示：要刷净甲沟、指间、腕部）。洗手消毒完毕后，保持拱手姿势，手臂不应下垂，也不可再接触未经消毒的物品，否则应重新洗手（不同厂家外科手消毒液具体操作略有差别，但总体消毒原则不变）。

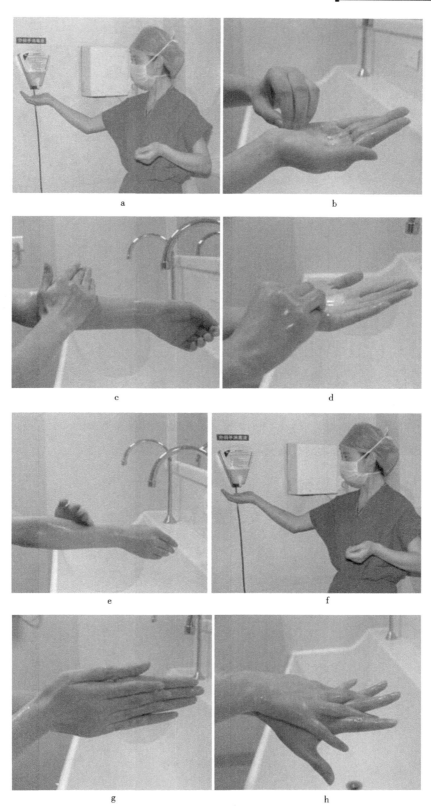

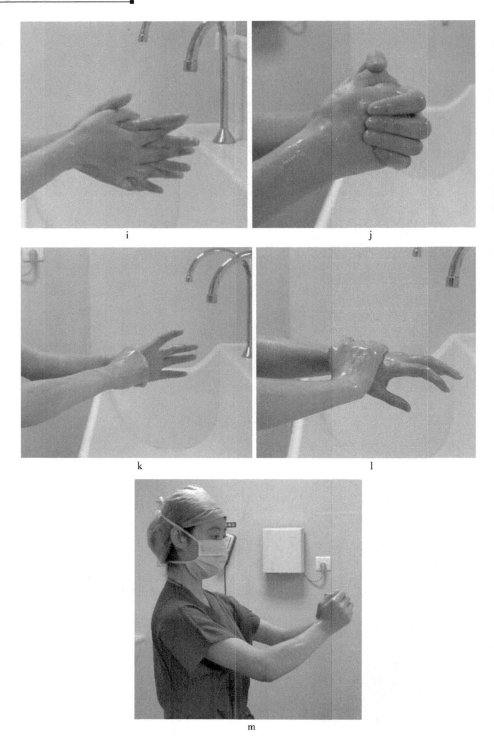

图 1-4 外科手消毒

4. 传统刷手方法

准备工作：①修剪指甲，除去甲缘下的积垢；②戴帽子、口罩，穿手术室的专用洗手衣及手术室的专用鞋。

洗手时，保持手和指尖向上、肘向下的姿势，然后使用无菌毛刷刷手。无菌毛刷一共有3把，每把刷子约需刷3分钟，共约10分钟。刷手时一般采用三段刷手法：第一段是手和手指，第二段是前臂，第三段是肘和肘上10cm。刷手时需注意左、右手一定要分开刷。刷手具体过程如下：①取第一把刷子，用右手拿无菌毛刷蘸取肥皂液，先刷左手指尖、手指，重点在指尖和指蹼间，再换手刷右手的指尖、手指。②换手继续向上刷左侧手掌、手背、前臂，再换手刷右侧的手掌、手背、前臂。③换手继续往上刷左侧肘部及肘上10cm，再换手刷右侧肘及肘上10cm。④把使用后的第一把刷子丢到水池里，再取第二把和第三把刷子，分别重复同样的操作。

刷好手之后，开始冲手。冲手时，手指指尖及手掌向上，肘关节向下，使污水（带有细菌的水）从肘关节流下。冲手时注意一定要保持拱手的姿势，从上往下冲，且两边对称着一起冲。

冲完手后用三角巾擦手。左手一次性把三角巾拿出来，用原本叠好的四角方巾先擦手，然后打开，擦前臂、上臂。擦手时，三角巾的三角对着手指的远端（手指尖），用右手轻轻拉住三角巾，左手不停旋转擦拭至肘上10cm，取三角巾并对折，用其反面擦右手，擦完后，把三角巾扔到台上。

擦完手后需用75%酒精泡手，手伸进酒精桶时注意不要碰到桶壁，应从中间伸下去，泡手时酒精应浸润到肘上6cm，泡手时间5分钟。泡手结束，手伸出时不能碰到桶壁，否则须重新洗手。手伸出来后应呈拱手姿势，即手指指尖向上，待自然晾干。

拱手姿势要求：手离胸前30cm，上不能超过肩，下不要超过剑突，然后进入手术室进行手术。

5. 碘尔康刷手法

用肥皂水擦洗双手、前臂至肘上10cm处3分钟，用流水冲净，以无菌纱布擦干；用浸透0.5%碘尔康的纱布球涂擦手和前臂1遍，稍干后穿手术衣和戴手套。

6. 灭菌王刷手法

灭菌王是不含碘的高效复合型消毒液。用清水冲洗双手、前臂至肘上10cm后，用无菌刷蘸灭菌王3~5ml刷手和前臂3分钟；以流水冲净，用无菌纱布擦干，再取吸足灭菌王的纱布球涂擦手和前臂；皮肤干后穿手术衣和戴无菌手套。

注意事项：①刷手过程中，手、上臂及前臂勿接触周围任何带菌物品如水龙头开关、其他人员等。②应改掉一些不符合无菌原则的习惯动作，如刷手后避免双手下垂，过于张开，手扶眼镜、口罩、帽子，用手关水等。③洗手的重点是双手，因此不论刷洗或冲洗时，手始终保持向上位置，防止水从肘部以上流向前臂及手。肘部以上10cm虽经刷洗，但仍应视为不清洁区域，故刷洗后用无菌小毛巾擦干皮肤时，如触及肘部以上应予更换，也不允许用已消毒的手抚摸另一侧肘上皮肤。④手、臂皮肤经准备，细菌数目虽大大减少，但仍不能认为绝对无菌，在未戴无菌手套以前，不可直接接触已灭菌的手术器械或物品。

三、穿无菌手术衣和戴手套的方法

常用的手术衣有两种样式：一种是对开式手术衣，另一种是折叠式手术衣，它们的穿法不同，无菌范围也不同。

1. 穿对开式手术衣法

（1）洗手后取手术衣，找到衣领后将衣领提起轻轻抖开（图1-5a）。

（2）将手术衣轻掷向上的同时，顺势将双手和前臂伸入衣袖内，并向前平行伸展（图1-5b）。

（3）巡回护士在其身后协助向上拉衣、系带，然后在手术衣的下摆稍用力拉平，轻推穿衣者的腰背部提示穿衣完毕（图1-5c、d）。

（4）戴无菌手套。

（5）双手交叉提起两侧带子，递给巡回护士，让其协助系带。

手术衣无菌区域为：颈以下，腰以上的胸前、双手、前臂，腋中线的侧胸。

2. 穿折叠式手术衣法

第（1）～（4）步同"穿对开式手术衣法"。

（5）将前襟的腰带递给已戴好手套的手术医生，或由巡回护士用无菌持物钳夹持腰带绕穿衣者一周后交穿衣者自行系于腰间（图1-5e、f）。

无菌区域为：颈以下，腰以上的胸前、双手、前臂、侧胸及手术衣后背。

注意事项：①穿手术衣必须在手术间进行，四周有足够的空间，穿衣者面向无菌区。②穿衣时，不要让手术衣触及地面或周围的人或物，若不慎接触，应立即更换。巡回护士向后拉衣领、衣袖时，双手均不可触及手术衣外面。③穿折叠式手术衣时，穿衣人员必须戴好手套，方可接取腰带。④穿好手术衣、戴好手套，在等待手术开始前，应将双手放在手术衣胸前的夹层中，或双手互握置于胸前。双手不可高举过肩、垂于腰下或双手交叉放于腋下。⑤勿将手术衣在无菌器械台上打开，穿衣时应面对无菌台且保持一定距离。⑥穿衣时及穿衣毕应注意周围有菌物品，注意保护无菌区（手术衣腰部以上，肩部以下，两侧腋中前线及无菌衣的两侧衣袖）。⑦系袖带时手勿接触袖带近端衣物，且袖带不宜扎得过高过松。

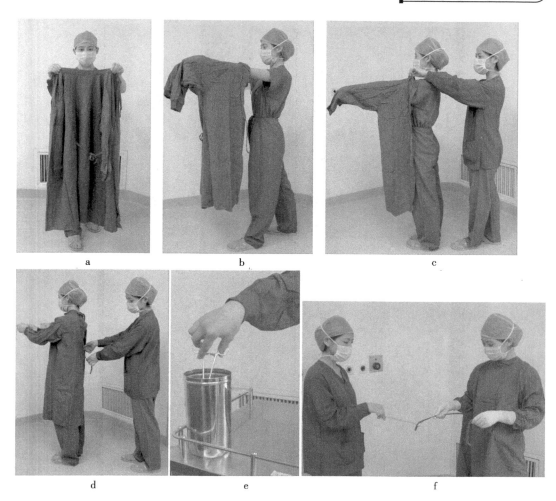

图 1-5 穿手术衣法

3. 戴无菌手套（干手套）法

取出手套夹内无菌滑石粉包，轻轻地敷擦双手，使之干燥光滑；用左手自手套夹内捏住手套套口翻折部，将手套取出；先将右手插入右手手套内，注意勿触及手套外面；再用已戴好手套的右手手指插入左手手套的翻折部，帮助左手插入手套内。注意：已戴手套的右手不可触碰左手皮肤。将手套翻折部翻回，盖住手术衣袖口（图 1-6）；用无菌盐水冲净手套外面的滑石粉。不论穿衣或戴手套，其要点是未戴手套的手不可接触手套或手术衣的外面，已戴好手套的手不要接触另一只手套的内面。

注意：没有戴无菌手套的手只允许接触手套套口的向外翻折部分，不应碰到手套外面。

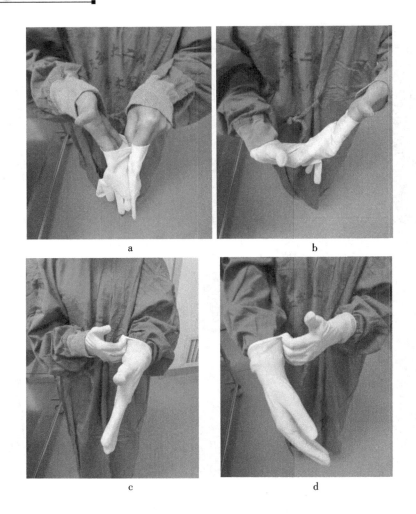

图 1-6 戴无菌手套（干手套）法

4. 连台手术时换穿手术衣方法

如果手术完毕，手套未破，连续施行另一个手术时，可不用重新刷手，仅需要浸泡酒精或新洁尔灭溶液 5 分钟，也可以用碘尔康或灭菌王涂擦手和前臂，再穿无菌手术衣和戴手套。应采用下列更衣方法：先将手术衣自背部向前反折脱去，使手套的腕部随之翻转于手上，然后用右手扯下左手手套至手掌部，再以左手手指脱去右手手套，最后用右手手指在左手掌部推下左手手套。脱手套时，手套外面不能接触皮肤。若前一次手术为污染手术，则连续施行手术前应重新洗手。

注意：临床工作中应先安排无菌手术，再安排污染手术。

第三节 患者手术区的消毒与保护

一、患者手术区的准备

患者手术区准备的目的是消灭拟进行操作的手术切口处及其周围皮肤上的细菌。如皮肤上有较多油脂或胶布粘贴的残迹，可先用汽油或乙醚拭去，然后用2.5%～3%碘酊涂擦皮肤，待碘酊干后，以70%酒精将碘酊擦净两次。另一个消毒方法是用1:1000新洁尔灭酊涂擦两遍。对婴儿、面部皮肤、口腔、肛门、外生殖器，一般用1:1000新洁尔灭酊或1:1000洗必泰酊涂擦两次消毒；也可用0.75%吡咯烷酮碘消毒，此药刺激性小，作用持久。在植皮时，供皮区的消毒可用酒精涂擦2～3次。

注意事项：①涂擦上述药液时，应由手术区中心部向四周涂擦。如为感染伤口或肛门等处手术，则应自手术区外周涂向感染伤口或会阴肛门处。已经接触污染部位的药液纱布，不应再返擦清洁处。②手术区皮肤消毒范围要包括手术切口周围15cm的区域。如手术时有延长切口的可能，则应适当扩大消毒范围。不同手术部位的皮肤消毒范围如图1-7所示。

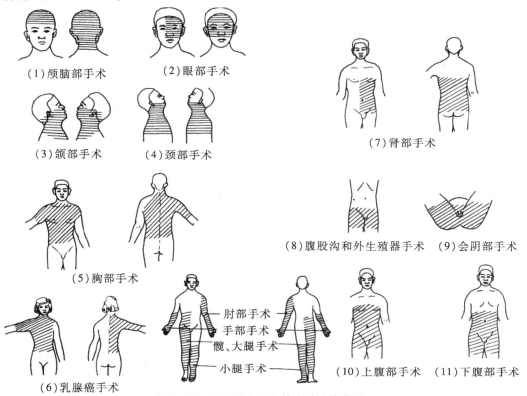

(1)颅脑部手术　(2)眼部手术

(3)颌部手术　(4)颈部手术

(7)肾部手术

(5)胸部手术

(8)腹股沟和外生殖器手术　(9)会阴部手术

(6)乳腺癌手术

肘部手术
手部手术
髋、大腿手术
小腿手术

(10)上腹部手术　(11)下腹部手术

图1-7　不同手术部位的皮肤消毒范围

二、铺无菌布单

铺盖无菌布单的目的是显露手术切口所必需的皮肤区并遮盖住其他部位，以避免和尽量减少手术中的污染。也可在手术区的皮肤上粘贴无菌塑料薄膜，切开后薄膜仍黏附在伤口边缘，可防止皮肤常驻细菌在术中进入伤口。小手术仅盖一块孔巾即可，较大手术则须铺盖无菌巾和其他必要的布单等。

铺第一层（内层）无菌单（巾）的方法视切口部位而定，原则是将切口周围的皮肤尽量遮蔽，因为虽然皮肤已经消毒，但非绝对无菌，故应少裸露。无菌巾要双叠或近切口处双叠，由已穿戴好手术衣、手套的器械护士递给助手铺盖，次序依手术部位而异，尽量将未消毒的部位覆盖。一般无菌单距离切口 2～3cm。以腹部手术为例，一般的次序是：先铺相对最不清洁区域（通常为会阴侧），再铺对侧或头侧，最后铺本侧（如先铺本侧，则可能在铺其他侧时造成污染）。在铺巾前，应先认定部位，一经放下就不要移动，如需移动，只能由内向外，不许由外向内。如未按此规程铺放，则视为消毒巾已被污染，应弃之不用，更换重铺，铺后可用巾钳将四周固定好。第一层铺毕，助手应将双手臂浸入消毒液中再泡 2～3 分钟或再次为双手臂涂抹消毒液，然后依法穿手术衣及戴手套。

外层（第二层或第三层）无菌单的铺盖由已穿戴手术衣和手套的器械护士和手术人员负责，方法因手术和医院的习惯而异。原则是将手术者活动范围内的患者身体和手术床完全遮蔽，无菌单应垂悬至床沿 30cm 以下，其层数不应少于 2 层。对于无菌单的铺盖操作必须熟练掌握，在确保手术无菌区不被污染的前提下，应尽量做到简便、省时、省物。

第四节　手术进行中的无菌原则

所有参加手术的人员必须认真执行无菌操作规则，如发现有人违反时，必须立刻纠正。无菌操作规则包括以下内容。

（1）手术人员一经"洗手"，手臂即不准再接触未经消毒的物品。穿无菌手术衣和戴无菌手套后，背部、腰部以下和肩部以上都应认为是有菌地带，不能接触；同样，手术台边缘以下的布单，也不要接触。

（2）不可在手术人员的背后传递器械及手术用品。坠落到无菌巾或手术台边以外的器械物品，不准拾回再用。

（3）手术中如手套破损或接触到有菌的地方，应另换无菌手套。前臂或肘部碰触有菌地方，应更换无菌手术衣或加套无菌袖套。无菌巾、布单等物如已被湿透，其无菌隔离作用则不再完整，应加盖干的无菌单。

（4）在手术过程中，同侧手术人员如需调换位置时，其中一人应先退后一步，转过身，两人背对背地转到另一位置，以防止污染。

（5）手术开始前要清点器械、敷料，手术结束时，检查胸腔或腹腔等手术操作区域，核对器械、敷料数无误后，才能关闭切口，以免异物遗留在腔内，产生严重后果。

（6）切口边缘应以大纱布垫或手术巾遮盖，并用巾钳或缝线固定，仅显露手术切口。

（7）皮肤切口以及缝合皮肤之前，需用70%酒精或0.1%新洁尔灭溶液再涂擦消毒皮肤一次。

（8）切开空腔脏器前，要先用纱布保护周围组织，以防止或减少污染。

（9）参观手术人员不可太靠近手术人员或站得太高，也不可经常在室内走动，以减少污染的机会。

（曹　罡　程传涛）

第二章 各种外科器械、设备及其使用方法

第一节 各种手术器械及其使用方法

《论语·卫灵公》记载："子曰：工欲善其事，必先利其器"，说明工具的重要性。外科操作离不开各种手术器械，任何手术操作，不论大小、复杂或简单，均离不开其工具——手术器械，手术中通用的器械即为外科常用器械。外科常用器械根据结构特点不同而分为许多种类型和型号。只有掌握了各种手术器械的结构特点和基本性能，才能正确、灵活地使用，才能达到手术"稳、准、快、细"的基本要求。

一、手术刀

1. 手术刀的组成及作用

目前临床常用的是一种可以装卸刀片的手术刀，分刀片和刀柄两部分，刀片的末端刻有号码。用时将刀片安装在刀柄上，常用型号为 20～24 号大刀片，适用于大创口切割；9～17 号属于小刀片，适用于眼科及耳鼻喉科等。手术刀又可根据刀刃的形状分为圆刀、弯刀、球头刀及三角刀。刀柄根据长短及大小分型，其末端刻有号码，一把刀柄可以安装几种不同型号的刀片，如图 2-1 及表 2-1。刀片宜用血管钳（或持针钳）夹持安装，不可徒手安装，以避免割伤手指。此外，安装刀片时应面朝向墙壁、桌面等处，不可面向手术室人员，以免因刀片意外折断或夹持不牢时弹出造成损伤。

手术刀一般用于切开和剥离组织。目前已有一些同时具有止血功能的手术刀用于肝、脾等实质性脏器或手术创面较大、需反复止血的手术（如乳腺癌根治术），如各种电刀、激光刀、微波刀、等离子手术刀及高压水刀等。但这些刀具多需一套完整的设备并需电力的驱动或需专业人员操作管理，我们将在后面章节对部分常用电设备进行介绍。另外，还有一次性使用的手术刀、柄，其操作方便，并可防止院内感染。此处以普通手术刀为例说明手术刀的使用情况。

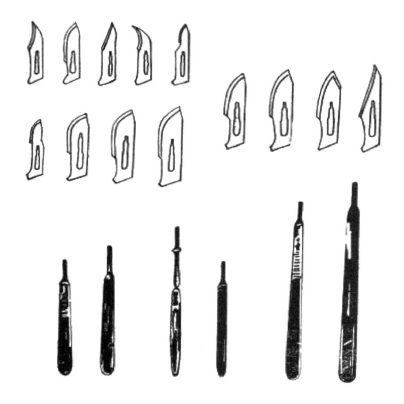

图 2 - 1 各种手术刀片及手术刀柄

表 2 - 1 手术刀型号、刀柄、刀片用途表

型号	长度（mm）	惯称	安装刀片	用途
3	125	小号刀柄	小刀片（20 号以下）	浅小部割切
4	140	普通刀柄	中大号刀片（20 号以上）	浅部割切
7	160	细长刀柄	小刀片	深部割切
3L*	200	长 3 号刀柄	小刀片	深部割切
4L*	220	长 4 号刀柄	小刀片	换部割切

*：L 为 long 的首字母，意思是长。

2. 执刀法

正确的执刀法有以下四种。

（1）执弓式：是最常用的执刀法，拇指在刀柄下，食指和中指在刀柄上，腕部用力，用于较长的皮肤切口及腹直肌前鞘的切开等（图 2 - 2）。

（2）执笔式：动作的主要用力点在指部，为短距离精细操作，用于解剖血管、神经、腹膜切开和短小切口等（图 2 - 3）。

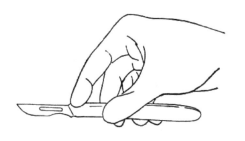

图 2-2　执弓式

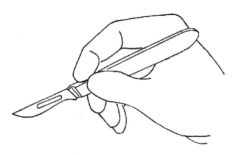

图 2-3　执笔式

（3）抓持式：握持刀比较稳定，切割范围较广，用于使力较大的切开，如截肢、肌腱切开，较长的皮肤切口等（图 2-4）。

（4）反挑式：刀腹朝向背侧握持刀柄，指端用力挑开，多用于脓肿切开，腹腔镜用于切开手术戳卡小切口等，优点是切割范围相对较小、较浅，可以防止损伤深层组织（图 2-5）。

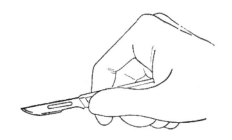

图 2-4　抓持式

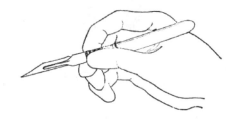

图 2-5　反挑式

无论哪一种持刀法，都应以刀刃突出面与组织成垂直方向，逐层切开组织，不要以刀尖部用力操作。执刀过高则控制不稳，过低又妨碍视线，要适中，如图 2-6 所示都是错误的执刀方式。

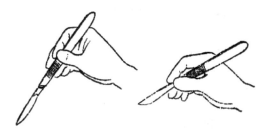

（1）执筷式，且手的位置太高　　　（2）执刀太低

图 2-6　错误的执刀方式

3. 手术刀的传递

传递手术刀时，传递者应握住刀柄与刀片衔接处的背部，将刀柄尾端送至术者的手里，不可将刀刃指着术者传递，以免造成损伤（图2-7）。

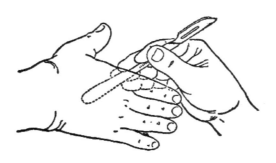

图2-7　手术刀的传递

二、手术剪

根据手术剪结构特点，手术剪有尖、钝，直、弯，长、短各型，据其用途可分为组织剪、线剪及拆线剪。组织剪锐利而精细，用来解剖、剪断或分离并剪开组织，通常浅部手术操作用直剪，深部手术操作用弯剪，如图2-8。线剪多为直剪，用来剪断缝线、敷料、引流物等，如图2-9。线剪与组织剪的区别在于组织剪的刃锐薄，线剪的刃较钝厚。所以，绝不能图方便、贪快，以组织剪代替线剪，以致损坏刀刃，造成浪费。拆线剪是一页钝凹，一页直尖的直剪，用于拆除缝线，如图2-10。

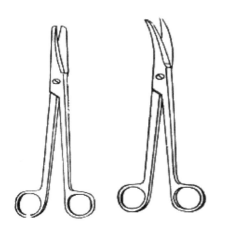

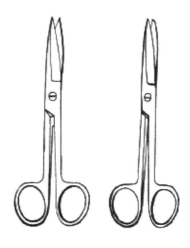

图2-8　组织剪　　　　　　　　　　　图2-9　线剪

正确持剪刀法为大拇指和无名指分别插入剪刀柄的两环，中指放在无名指环的剪刀柄上，食指压在轴节处起稳定和向导作用，以利于操作，如图 2 - 11。

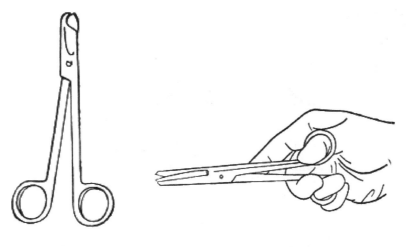

图 2 - 10　拆线剪　　　　　图 2 - 11　正确持手术剪的姿势

传递剪刀时，传递者持剪刀尖端，如为弯剪，则尖端弧度朝向背侧，传递给术者。以下讲到的各种钳子的传递方法与剪刀的传递方法相同。

三、血管钳

血管钳因主要用于钳夹血管或出血点，故称为止血钳。血管钳在结构上主要的不同是齿槽床，由于手术操作的需要，因此将齿槽床分为直、弯、直角、弧形（如肾蒂钳）等。用于血管手术的血管钳，齿槽的齿较细、较浅，弹性较好，对组织的压榨作用及对血管壁、血管内膜的损伤均较轻，称为无损伤血管钳。由于钳的前端平滑，易插入筋膜内，不易刺破静脉，可供分离解剖组织用，也可用于牵引缝线、拔出缝针，或代替镊子使用，但不宜夹持皮肤、脏器及较脆弱的组织。用于止血时，尖端应与组织垂直，夹住出血血管断端，尽量少钳夹附近组织，如图 2 - 12。血管钳有各种不同的外形和长度，以适合不同性质的手术和部位的需要。除常见的直、弯两种之外，还有有齿血管钳（全齿槽）、蚊式直、弯血管钳，如图 2 - 13。

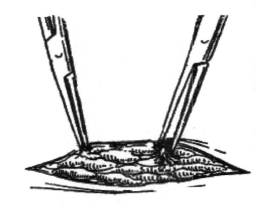

图 2 - 12　血管钳止血

应尽量少钳夹血管用围组织；

周围组织钳得过多是不正确的

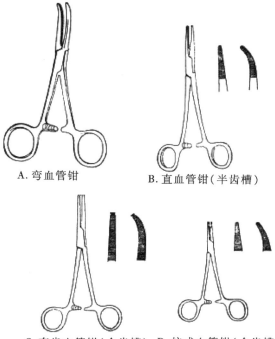

A.弯血管钳　　　　　　B.直血管钳（半齿槽）

C.有齿血管钳（全齿槽）　D.蚊式血管钳（全齿槽）

图 2-13　各种类型的血管钳

（1）弯血管钳：用于夹持深部组织或内脏血管出血，有长、短两种。

（2）直血管钳：用于夹持浅层组织出血，协助拔针等。

（3）有齿血管钳：用于夹持较厚组织及易滑脱组织内的血管出血，如肠系膜、大网膜等，前端齿可防止滑脱，但不能用于皮下止血。

（4）蚊式血管钳：为细小精巧的血管钳，有直、弯两种，用于脏器、面部及整形等手术的止血，不宜做大块组织钳夹用。

血管钳的使用基本同手术剪，但放开时用拇指和食指持住血管钳一个环口，中指和无名指挡住另一环口，将拇指和无名指轻轻用力对顶即可，如图 2-14。大多情况下握持弯血管钳时，血管钳末端的弯曲方向应朝向掌侧。

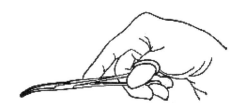

图 2-14　止血钳使用方法

注意：血管钳不得夹持皮肤、肠管等，以免造成组织坏死。止血时只扣上一、二齿即可，要检查扣锁是否失灵，有时钳柄会自动松开，造成出血，应警惕。使用前应检查前端横形齿槽两页是否吻合，不吻合者弃之不用，以防止血管钳夹持组织时滑脱。

四、手术镊

手术镊用来夹持和提起组织，以利于解剖及缝合，也可夹持缝针及敷料等。手术镊有不同的长度，可分为有齿镊和无齿镊，另外还有无创血管镊（图2-15）。

1. 有齿镊

有齿镊又叫组织镊。镊的尖端有齿，齿又分为粗齿与细齿。粗齿镊用于夹持较硬的组织，损伤性较大；细齿镊用于精细手术，如肌腱缝合、整形手术等。有齿镊虽尖端有钩齿，夹持牢固，但对组织有一定损伤。

2. 无齿镊

无齿镊又叫平镊或敷料镊。其尖端无钩齿，用于夹持脆弱的组织、脏器及敷料。浅部操作时用短镊，深部操作时用长镊。尖头平镊对组织损伤较轻，又称无创血管镊，用于血管、神经手术。正确的持镊法是用拇指对食指与中指，执二镊脚中、上部（图2-16）。

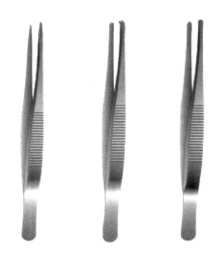

图2-15 手术镊（从左到右分别为
无创血管镊、有齿镊、无齿镊）

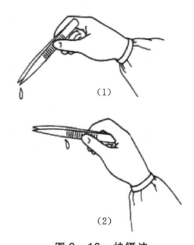

（1）

（2）

图2-16 持镊法
（1）正确持镊；（2）错误持镊

镊子使用时应采用执笔式握持方法，不可采用将剪子末端握持于掌心的方法。在使用过程中，镊子的尖端始终朝向下方，不可将尖端高于末端。

五、持针钳

持针钳也叫持针器，主要用于夹持缝针缝合各种组织，有时也用于器械打结。用持针器的尖夹住缝针的中、后1/3交界处为宜，多数情况下夹持的针尖应向左，特殊情况下可向右，缝线应重叠1/3，且将绕线重叠部分也放于针嘴内，以利于操作，若将针夹在持针器中间，则容易将针折断。常用的执持针钳方法有以下几种。

1. 掌握法

掌握法也叫一把抓或满把握，即用手掌握拿持针钳，如图2-17。钳环紧贴大鱼际肌上，拇指、中指、无名指和小指分别压在钳柄上，后三指并拢起固定作用，食指压在持针钳前部近轴节处。通过拇指及大鱼际肌和掌指关节活动推展、张开持针钳柄环上的齿扣、松开齿扣及控制持针钳的张

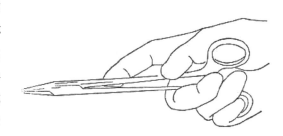

图2-17 掌握法

口大小来持针。合拢时，拇指及大鱼际肌与其余掌指部分对握即将扣锁住。此法缝合稳健，容易改变缝合针的方向，使缝合顺利，操作方便。

2. 指套法

指套法为传统执法（图2-18）。拇指、无名指套入钳环内，以手指活动力量来控制持针钳的开闭，并控制其张开与合拢时的动作范围。中指套入钳环内的执钳法因距支点远而稳定性差，故为错误的执法（图2-19）。

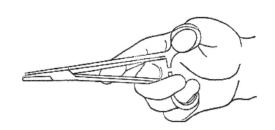

图2-18 指套法

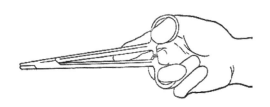

图2-19 错误执钳法

3. 掌指法

掌指法是指用拇指套入钳环内，食指压在钳的前半部做支撑引导，其余三指压钳环，固定于掌中。拇指可以上下开闭活动，控制持针钳的张开与合拢（图2-20）。

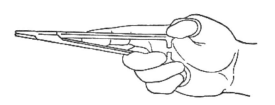

图2-20 掌指法

传递持针器时，传递者应持持针器关节处，略偏向钳环侧，将手柄尾端送至术者的手里，不可在夹持有针时将尖端递给术者，以免造成损伤。

六、其他钳类器械

1. 海绵钳（卵圆钳）

海绵钳也叫持物钳，分为有齿纹、无齿纹两种。有齿纹的主要用于夹持、传递已消毒的器械、缝线、缝针、敷料、引流管等，也用于钳夹蘸有消毒液的纱布，以消毒手术野的皮肤，或用于手术野深处拭血；无齿纹的用于夹持脏器，协助暴露。换药室及手术室通常将无菌持物钳置于消毒的大口量杯或大口瓶内，内盛刀剪药液。

用海绵钳取物时需注意：①不可将其头端（即浸入消毒液内的一端）朝上，这样会使消毒液流到柄端的有菌区域，放回时将污染头端。正常持法头端应始终朝下。②专供夹取无菌物品，不能用于换药。③取出或放回时应将头端闭合，勿碰触容器口，也不能接触器械台。④放持物钳的容器口应用塑料套遮盖（图 2 - 21）。

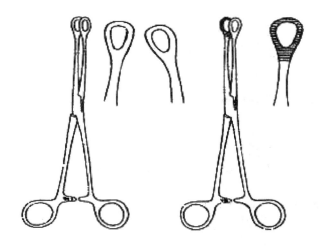

图 2 - 21　海绵钳

2. 组织钳

组织钳又叫鼠齿钳，或叫 Alis 钳，对组织的压榨较血管钳轻，故一般用于夹持软组织，不易滑脱，如夹持牵引被切除的病变部位，以利于手术进行，钳夹纱布垫与切口边缘的皮下组织，避免切口内组织被污染，如图 2 - 22。

3. 布巾钳

布巾钳用于固定铺盖手术切口周围的手术巾，如图 2 - 23。

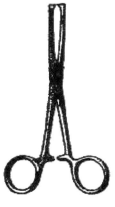

图 2 – 22　组织钳

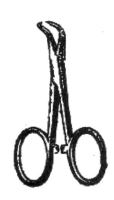

图 2 – 23　布巾钳

4. 直角钳

直角钳用于游离和绕过主要血管、胆道等组织的后壁，如胃左动脉、胆囊管等。

5. 肠钳（肠吻合钳）

肠钳用于夹持肠管，齿槽薄，弹性好，对组织损伤小，使用时可外套乳胶管，以减少对肠壁的损伤，如图 2 – 24。

6. 胃钳

胃钳又分为小胃钳和大胃钳，用于钳夹胃，以利于胃肠吻合。其轴为多关节，力量大，压榨力强，齿槽为直纹且较深，组织不易滑脱（图 2 – 25）。

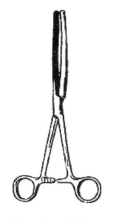

图 2 – 24　肠钳

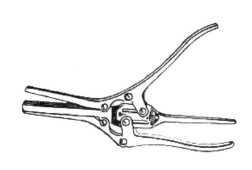

图 2 – 25　胃钳

七、牵引钩

牵引钩也叫拉钩或牵开器，是显露手术野必需的器械。常用的几种拉钩分别介绍如下（图 2 – 26）。

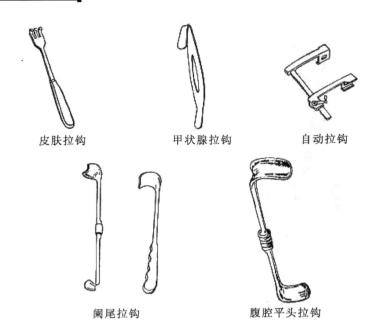

皮肤拉钩   甲状腺拉钩   自动拉钩

阑尾拉钩   腹腔平头拉钩

图 2 - 26   各种拉钩

（1）皮肤拉钩：为耙状牵开器，用于浅部手术的皮肤拉开。

（2）甲状腺拉钩：为平钩状，常用于甲状腺部位的牵拉暴露，也常用于腹部手术做腹壁切开时的皮肤、肌肉牵拉。

（3）阑尾拉钩：亦为钩状牵开器，在阑尾、疝等手术中用于腹壁牵拉。

（4）腹腔平头拉钩：为较宽大的平滑钩状，用于腹腔较大的手术。

（5）"S" 状拉钩：是一种如 "S" 状腹腔深部拉钩。使用拉钩时，应以纱垫将拉钩与组织隔开，拉力应均匀，不应突然用力或用力过大，以免损伤组织，正确持拉钩的方法是掌心向上（图 2 - 27）。

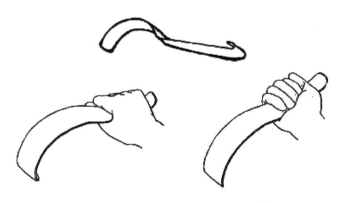

错误使用法（不易持久）   正确使用方法（持续时间较长）

图 2 - 27   "S" 状拉钩及其使用方法

（6）自动拉钩：为自行固定牵开器，腹腔、盆腔、胸腔手术均可应用。

八、吸引器

吸引器用于吸除手术野中出血、渗出物、脓液，空腔脏器中的内容物，使手术野清楚，减少污染机会。吸引器由吸引头、橡皮管、玻璃接头、吸引瓶及动力部分组成。动力分为马达电力和脚踏吸筒两种，后者用于无电力地区。吸引头结构和外形有多种，主要有单管及套管型，尾部以管接于吸引瓶上待用。单管吸引头用于吸除手术野的血液及胸腹内液体等。套管吸引头主要用于吸除腹腔内的液体，其外套管有多个侧孔及进气孔，可避免大网膜、肠壁等被吸住而堵塞吸引头（图2－28）。

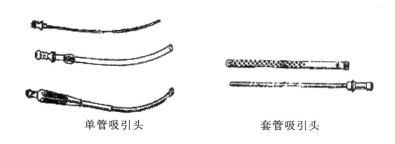

单管吸引头　　　　　　　套管吸引头

图2－28　吸引管

九、缝针

缝针是用于各种组织缝合的器械，由三个基本部分组成，即针尖、针体和针眼。针尖按形状分为圆头、三角头及铲头三种；针体有近圆形、三角形及铲形三种；针眼是可供引线的孔，有普通孔和弹机孔两种。圆针根据弧度不同分为1/2弧度、3/8弧度等，弧度大者多用于深部组织（图2－29）。三角针前半部为三棱形，较锋利，用于缝合皮肤、软骨、韧带等坚韧组织，损伤性较大。无论用圆针或三角针，原则上应选用针径较细者，损伤较少，但有时组织韧性较大，针径过细易于折断，故应合理选用（图2－30）。此外，在使用弯针缝合时，应顺弯针弧度从组织中拔出，否则易折断。临床一般多使用穿线的缝针，但将线从针尾压入弹机孔的缝针因常使线披裂、易断，且对组织创伤较大，故现已少用。目前多采用针线一体的缝合针（无针眼），这种针线对组织所造成的损伤小（针和线的粗细一致），可防止缝线在缝合时脱针和免去引线的麻烦。无损伤缝针属于针线一体类，可用于血管、神经的吻合等（图2－31）。根据针尖与针眼两点间有无弧度，可将缝针分直针和弯针。各种类型缝针的选用见表2－2。

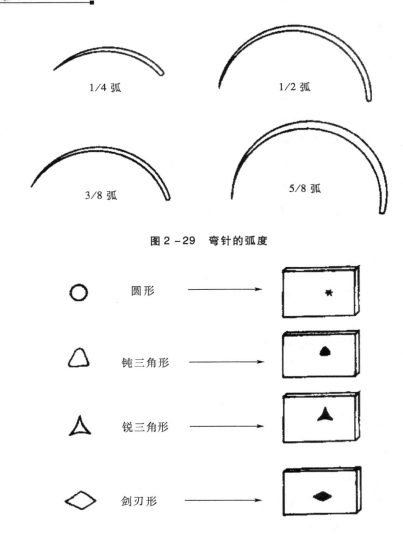

1/4 弧　　　　　　　　　1/2 弧

3/8 弧　　　　　　　　　5/8 弧

图 2-29　弯针的弧度

圆形

钝三角形

锐三角形

剑刃形

图 2-30　针锋断面及其穿过硬纸板留下的针洞

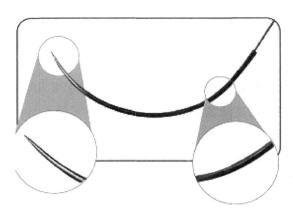

图 2-31　无损伤缝针

表 2 - 2 各种类型缝针的选用

针尖	圆针	适用于一般软组织和内脏
	三角针	适用于皮肤或其他坚韧组织
针体	弯针	一般缝合应用
	半臂针	皮肤缝合应用
	直针	皮肤或胃肠浆膜缝合
针孔	无槽	缝线突出损伤组织
	有槽	缝线在槽内，组织损伤小
	按孔	缝线穿过容易，但易脱出并被损伤，易断
	无损伤	特制用于精细组织的缝合

现将目前常用的几种缝针介绍如下。

（1）圆形缝针：主要用于柔软且容易穿透的组织，如腹膜、胃肠道及心脏组织，穿过时损伤小。

（2）三角形缝针：适用于坚韧的组织，其尖端是三角形的，针身部分是圆形的。

（3）三角形角针：针尖至带线的部位皆为三角形，用于穿透坚韧且难穿透的组织，如筋膜及皮肤等。

（4）一次性皮肤钉合器：将金属皮钉装入特制钉匣内，用特制持夹钳夹住金属皮钉，多用于缝合皮肤及矫形外科（图 2 - 32）。

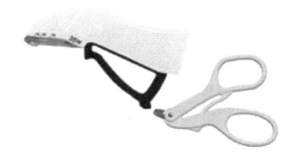

图 2 - 32 一次性皮肤钉合器及起钉器（左侧为钉合器）

十、缝线

缝线分为可吸收缝线及不吸收缝线两大类。

1. 可吸收缝线类

可吸收缝线类主要为肠线和合成纤维线。

（1）肠线：为羊的小肠黏膜下层制成，有普通与铬制两种。普通肠线吸收时间较短（4～5 天），多用于结扎及皮肤缝合。铬制肠线吸收时间长（14～21 天），用于缝合深部组织。由于肠线属异体蛋白质，在吸收过程中组织反应较重，因此使用过多、过粗的肠线时，创口炎性反应明显。其优点是可被吸收，不留存异物。

目前肠线主要用于内脏如胃、肠、膀胱、输尿管、胆道等黏膜层的缝合，一般用 1－0 至 3－0 的铬制肠线。此外，较粗的（0～2 号）铬制肠线则常用于缝合深部组织或有炎症的腹膜。在感染的创口中使用肠线可减少由于其他不能吸收的缝线所造成的难以愈合的窦道。使用肠线时，应注意以下问题：①肠线质地较硬，使用前应用盐水浸泡，待变软后再用，但不可用热水浸泡或浸泡时间过长，以免肠线肿胀、易折、影响质量。②不能用持针钳或血管钳钳夹肠线，也不可将肠线扭曲，导致扯裂易断。③肠线一般较硬、较粗、光滑，结扎时需要打三叠结。剪断线时应留较长线头，否则线结易松脱。一般多用连续缝合，以免线结太多，或术后异物反应。④胰腺手术时不用肠线结扎或缝合，因肠线可被胰液消化吸收，进而继发出血或吻合口破裂。⑤尽量选用细肠线。⑥肠线价格较丝线稍贵，宜酌情使用。

（2）合成纤维线：品种较多，如 Dexon（PGA，聚羟基乙酸）、Maxon（聚甘醇碳酸）、Vicryl（聚乳酸羟基乙酸）、PDS（聚二氧杂环己酮）和 PVA（聚乙酸维尼纶）。它们的优点有：①组织反应较轻。②吸收时间延长。③有抗菌作用。其中以 Dexon 为主要代表，外观呈绿白相间、多股紧密编织而成的针线一体线；粗细从 6－0 至 2#；抗张力强度高，不易拉断；柔软平顺，容易外科打结，操作手感好；水解后产生的羟基乙酸有抑菌作用；60～90 天可完全吸收。3－0 线适合于胃肠缝合，1# 线适合于缝合腹膜、腱鞘等。

2. 不吸收缝线类

不吸收缝线类有丝线、棉线、不锈钢丝、尼龙线、钽丝、银丝、麻线等数十种，最常用的是丝线。其优点是柔韧性高，操作方便，对组织反应较小，能耐高温消毒，价钱低，来源容易；缺点是在组织内为永久性的异物，伤口感染后易形成窦道，长时间后线头排出，造成延迟愈合。胆道、泌尿道缝合可导致结石形成。一般 0 至多 0 号丝线可用于肠道、血管神经等缝合，3－0 线用于皮肤、皮下组织和结扎血管等，2－0 线用于缝合筋膜及结扎较大的血管，0 号线用来缝合腹膜和张力较大的伤口组织（各种缝线的使用及其特性见表 2－3）。

金属合金线习惯称"不锈钢丝"，用于缝合骨、肌腱、筋膜，减张缝合或口腔内牙齿固定。尼龙线组织反应少，且可以制成很细的线，多用于小血管缝合及整形手术。用于小血管缝合时，常制成无损伤缝合线。尼龙线的缺点是线结易于松脱，且结扎过紧时易在线结处折断，因此不适用于有张力的深部组织的缝合。

表2-3　各种缝合线

缝合线种类	常用的度量	一般用途	特点
丝线	细	皮肤，皮下，胃肠道及一般缝合	组织反应轻；非吸收性，感染伤口易形成窦道；柔软、容易打结。易于采购
	中	筋膜，结扎较大血管	
	粗	结扎大血管	
不锈合金钢线	35号	切口各层	组织反应轻微，使用不便
	30号	切口支持缝合	
肠线	0000	黏膜，眼科及其他精细手术	吸收性（普通5天吸收，铬制线2~3周吸收）；组织反应较重；可做连续缝合
	000	胃肠	
	0	腹膜	
合成纤维线	00000	皮内缝合	60~90天吸收，组织反应低，不易拉断，容易打结，有抑菌作用
	000	胃肠、胆道	
	1号	腹膜、腱鞘	

目前已研制出许多种代替缝针、缝线的切口黏合材料，使用时方便、速度快，切口愈合后瘢痕小。主要有三大类：①外科拉链，主要用于皮肤的关闭，最大优点是切口内无异物（图2-33）。②医用黏合剂，可分为化学性黏合剂和生物性黏合剂。前者有环氧树脂、丙烯酸树脂、聚苯乙烯和氰基丙烯酸酯类等；后者有明胶、贻贝胶和人纤维蛋白黏合剂等。主要用于皮肤切口，植皮和消化道漏口的黏合。使用时将胶直接涂擦在切口创缘，加压拉拢切口即可。生物胶毒性作用小，吸收较快，应用前景较好。③金属钉直接钉合。

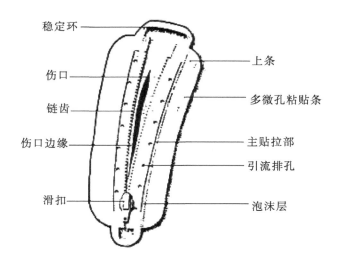

图2-33　外科拉链

十一、敷料

敷料一般为纱布及布类制品，种类很多，现将常见敷料介绍如下。

1. 纱布块

纱布块用于消毒皮肤，擦拭手术中渗血、脓液及分泌物，术后覆盖缝合切口，进入腹腔用温湿纱布，以垂直角度在积液处轻压蘸除积液，不可揩摸、横擦，以免损伤组织。

2. 小纱布剥离球

小纱布剥离球是将纱布卷紧成直径为 0.5~1cm 的圆球，用组织钳或长血管钳夹持做钝性剥离组织之用。

3. 大纱布垫

大纱布垫用于遮盖皮肤、腹膜，湿盐水纱布垫可做腹腔脏器的保护之用，也可以用来擦血。为防止其遗留在腹腔内，常在一角附有带子，又称有尾巾。

附：无菌手术包的应用及注意事项

无菌手术包是用布类（双层包布两块）包裹手术需要的敷料、器械物品等，经高压灭菌后备用。

（1）无菌包外应系有标签，注明内容物名称和有效日期。

（2）应置于清洁干燥处（柜内、桌内）。如发现包布破损或被水浸湿，或失去标签，则包内物品应疑为污染而不能认为是无菌的，只有重新消毒后方可使用。

（3）春季超过 7~10 天、冬季超过 2 周未用的无菌物品，应重新消毒后才能应用。

（4）一份无菌物品只能为一个患者使用，以免交叉感染。

（5）使用无菌包时，将其置于手术器械台上或其他稳妥的地方。打开包布时，应注意保持其内面不受污染。不可用未消毒的手或其他未灭菌的器械取包内无菌物品或触及包布内面。操作者应与无菌物品保持 20cm 以上的距离。

（6）若只需其中一部分物品，用无菌持物钳或镊取出后，仍须保持其无菌状态，按原状包好，排于柜内的前列，以便下次尽早采用（示范）。

第二节　腔镜技术

由于技术的进步，使通过更小的切口来实施手术成为可能。腔镜技术对组织的破坏比传统的外科手术小。通过锁眼大小的切口，外科医师可以插入细小的光源、摄像机和外科器械。外科医师通过传输到监视器中的图像，引导操作外科手术器械实施手术。这种外科手术在腹腔中实施时，称为腹腔镜手术，在关节中实施时，称为关节镜手术，在胸腔中实施时，称为胸腔镜手术。图2-34为腔镜技术模式图，图2-35为腔镜设备主机，图2-36为腔镜常见器械。

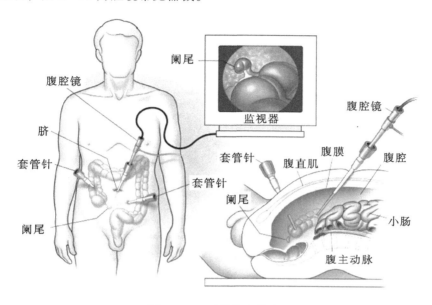

图2-34　腔镜技术模式图

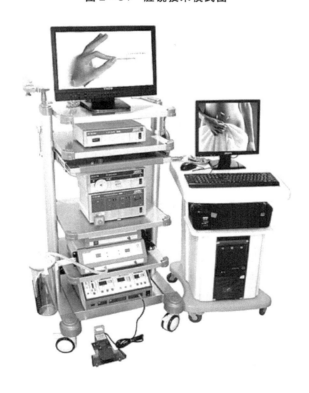

图2-35　腔镜设备主机

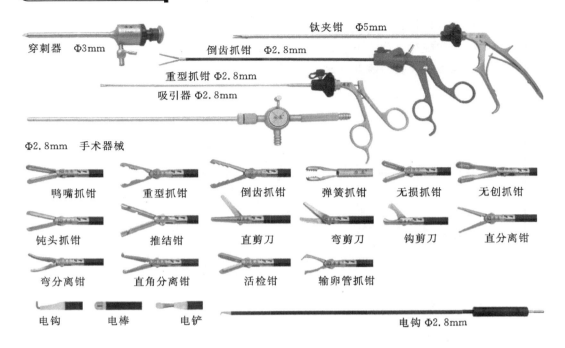

图 2-36　各种常见腔镜器械

　　腔镜手术是一门新发展起来的微创手术方法，是未来手术方法发展的一个必然趋势。随着工业制造技术的突飞猛进，相关学科的融合为开展新技术、新方法奠定了坚实的基础，加上医生越来越娴熟的操作，使得许多过去的开放性手术现在已被腔内手术取代，大大增加了手术的选择机会。腔镜手术的通用方法是在患者体腔表面做数个 1cm 左右的小切口，各插入一个叫作戳卡的管道状工作通道，同时通过在操作体腔内注入二氧化碳气体等方法来扩大操作空间，以后一切操作均通过这几个管道进行；再用特制的加长手术器械在电视监视下完成与开放手术同样的步骤，达到同样的手术效果。

　　腔镜手术的优点是非常明显的，首先是创伤很小，仅需几个小口，瘢痕也很小，这一点对年轻人及爱美的女性来说更值得注意。第二，手术为单刀直入的进入，对周围组织的损伤降至最低，术后发生粘连的机会变小。第三，患者术后伤口疼痛明显减轻。第四，住院天数较少，有的只要 2~3 天即可出院，7 天即可完全恢复健康并投入工作，从而使患者负担费用大大减少，同时使医院病床周转率加快。

一、适应证

　　腹腔镜手术与传统手术相比，深受患者的欢迎，尤其是术后瘢痕小、又符合美学要求，青年患者更乐意接受。目前，大部分普通外科的手术利用腹腔镜都能完成，如阑尾切除术、胃十二指肠溃疡穿孔修补术、疝气修补术、结肠切除术、脾切除术、肾上腺切除术，还有卵巢囊肿摘除、宫外孕、子宫切除等。对于大多数良性疾病，腹腔镜手术已经成为首选术式。

二、手术过程

腔镜手术就是利用腹腔镜及其相关器械进行的手术。它通过人体自然存在的体腔或者人为建立一个体腔，向其内注入二氧化碳或其他惰性气体，使体腔扩大，以便于操作。使用冷光源提供照明，将腹腔镜镜头（直径为 3～10mm）插入腹腔内，运用数字摄像技术使腹腔镜镜头拍摄到的图像通过光导纤维传导至信号处理系统，并且实时显示在专用监视器上。医生通过监视器屏幕上所显示患者器官不同角度的图像对患者的病情进行分析判断，运用特殊的腹腔镜器械，并依赖各种外科电设备进行手术。

腹腔镜手术多采用 2～5 孔操作法，其中一个开在人体的肚脐上，避免在患者腹部留下长条状的瘢痕。恢复后，仅在腹部留有数个 0.5～1cm 的线状瘢痕，创面小，痛楚也小，因此也有人称之为"钥匙孔"手术。

三、优点及缺点

1. 优点

腹腔镜手术与传统手术相比具有以下优点。

（1）腹腔镜手术对腹腔内脏器扰乱小，避免了空气和空气中尘埃、细菌对腹腔的刺激和污染。术中以电切、电凝操作为主，对血管先凝后断，止血彻底，出血极少，手术结束前可冲洗彻底，保持腹腔清洁。因而术后肠功能恢复快，可较早进食，又大大减少了术后肠粘连的因素。

（2）腹腔镜手术是真正微创手术的代表，创伤大为减小，手术过程和术后恢复轻松，痛苦少。

（3）术后可早期下床，睡眠姿势相对随意，大大减轻了家属陪伴护理的强度。

（4）腹壁戳孔小（3～10mm 不等）、分散而隐蔽，愈合后不影响美观。

（5）一般采用全麻，各项监护完备，安全性大为增加。

（6）戳孔感染远比传统开刀的切口感染或脂肪液化少。

（7）腹壁戳孔取代了腹壁切口，避免了腹壁肌肉、血管和相应神经的损伤，术后不会出现腹壁薄弱和腹壁切口疝，不会因为腹壁肌肉瘢痕化影响运动功能，也不会因为腹壁神经被切断而引起相应皮肤麻木。

（8）对医生而言，腹腔镜技术可提供角度更佳、更为放大的术野图像，从而有助于完成更加精细的操作。

2. 缺点

（1）腹腔镜设备昂贵，操作较复杂，需要腹腔镜外科再培训，对手术医师技术要求较高。

（2）术前难以估计手术时间，特殊情况下需要术中改为开腹手术。

（3）腹腔镜手术在特殊情况下危险性可能会增加。

（4）对于医生而言，腹腔镜相对开腹手术缺少或减弱了手感，不利于医生的判断。另外，传统的腹腔镜因为其平面的效果，也不利于医生对于距离做出判断（最新的 3D 腹腔镜已经大大改善了这种状况）。

（5）对于一些恶性肿瘤，尤其是分期较晚的肿瘤，患者是否能够获益，目前仍存在争议。

第三节　达芬奇手术机器人

实际上，达芬奇机器人手术系统也属于腔镜技术的一种。达芬奇机器人手术系统以麻省理工学院研发的机器人外科手术技术为基础，Intuitive Surgical 随后与 IBM、麻省理工学院和 Heartport 公司联手对该系统进行了进一步开发。达芬奇外科手术系统是一种高级机器人平台，其设计的理念是通过使用微创的方法，实施复杂的外科手术。达芬奇系统是世界上第一款可以正式在腹腔手术中使用的机器人手术系统，也是目前最复杂和最昂贵的外科手术系统之一。现今国产手术机器人系统也在加紧研发中。

一、达芬奇机器人的组成

达芬奇机器人由三部分组成（图 2 - 37）：外科医生控制台、床旁机械臂系统、成像系统。

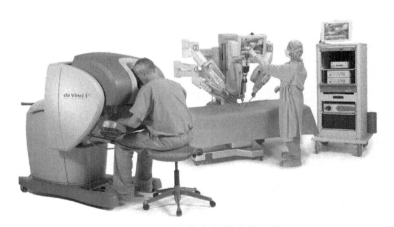

图 2 - 37　达芬奇机器人的组成

1. 外科医生控制台

外科医生控制台是达芬奇机器人系统的控制中心，由计算机系统、监视器、控制手柄、脚踏控制板及输出设备组成。外科医生控制台的操作者坐在消毒区域以外，通过使用控制手柄来控制手术器械和立体腔镜。术者通过双手动作传动手术台上仿真机械臂完成各种操作，从而达到术者的手在患者体内做手术的效果。同时可通过声控、手控或踏板控制腹腔镜。术者双脚置于脚踏控制板上配合完成电切、电凝等相关操作。达芬奇机器人系统让术者在微创的环境里可以达到与开放手术一样的灵活性。

2. 成像系统

成像系统内装有外科手术机器人的核心处理器以及图像处理设备，在手术过程中位于无菌区外，可由巡回护士操作，并可放置各类辅助手术设备。外科手术机器人的内窥镜为高分辨率三维（3D）镜头，对手术视野具有 10 倍以上的放大倍数，能为主刀医生带来患者体腔内三维立体高清影像，使主刀医生较普通腹腔镜手术更能把握操作距离及辨认解剖结构，提升了手术的精确度。

3. 床旁机械臂系统

床旁机械臂系统是外科手术机器人的操作部件，其主要功能是为器械臂和摄像臂提供支撑。助手医生在无菌区内的床旁机械臂系统边工作，负责更换器械和内窥镜，协助主刀医生完成手术。为了确保患者安全，助手医生比主刀医生对于床旁机械臂系统的运动具有更高优先控制权。

二、工作流程

达芬奇外科手术系统要求在患者身体上开多达五个小型（小于 1cm）的切口，用于插入两个手术机械手臂和一个摄像头。放置在患者床边的配套推车将手术器械移动到患者身边，患者床边会有外科手术助手在。与此同时，医生可以坐到房间的控制台边来操作系统，通过主控装置将外科医生的动作翻译并传递给机械手臂，机械臂根据指令进行手术，成像系统将手术场景进行反馈。通过外科医生的手腕、手和手指的运动来控制主刀的机器手臂，这和典型的开放式手术是一样的。

三、机械手臂的特点

达芬奇机器人的机械手拥有 7 个自由度，具有人手无法企及的精确性。达芬奇机器人还可以过滤人手的抖动，使得手术可以更精细。此外，机器人手术还具有移动缩减功能的特点，也就是说，医生在操纵这一装置的过程中，移动操作杆 5mm，在患者体内的机械末端仅移动 1mm，这样就大大提高了手术的精确性和安全性。

四、手术器械

仿真机械手配置了各种类型的手术器械，可满足抓持、钳夹、缝合等各项操作要求。手术器械有近百种，8mm 左右大小。

五、应用

目前达芬奇手术机器人的应用范围为心外科、泌尿外科、普通外科、肝胆外科、妇产科、胸外科等，在诸多科室中都能表现出优越的性能。未来达芬奇手术机器人会更多地普及到各个科室，完成各种手术操作。

六、优势

（1）在腔镜手术基础上更加发挥腔镜的优势，去除使用腔镜的劣势。

（2）加入计算机的技术可提高手术的操控性、精确性和稳定性。

（3）向术者提供了高清晰度三维图像并将手术野放大了 $10 \sim 20$ 倍。

（4）创新的腕部、可自由活动的镜下手术器械可使镜下手术器械完全重现人手动作，从而达到手眼协调。

（5）系统设计可排除主刀医生可能的手的颤抖对手术所造成的不利影响。

（6）与开放手术的视觉一致，使操作者手眼协调，从而加快了医生的学习进程。

（7）为患者带来更理想的手术结果，减少围手术期后遗症以及并发症的发生。

（8）因创伤小、恢复快而使可接受手术的患者年龄范围扩大，并使某些危重患者接受手术成为可能。

七、不足

（1）自身仍存在着一定的缺陷，如触觉反馈体系的缺失；手术机器人的器械臂固定以后，其操作范围受限；整套设备的体积过于庞大，安装、调试比较复杂；系统的技术复杂，在使用过程中可能发生各种机械故障，如半路死机等；系统的学习曲线较长，医生与系统的配合需要长时间的磨合；手术前的准备及手术中更换器械等操作耗时较长等。

（2）使用成本昂贵，表现在几个方面：①购置费用高，目前国内第三代四臂达芬奇手术机器人的总体购置费用在数千万元以上。②手术成本高，机器人手术中专用的操作器械每用 10 次就需强制性更换。③维修费用高，手术机器人需定期进行预防性维修，每年维修保养费用也是一笔不小的开支。

（陈 熹 卢 乐）

第四节　外科电设备

一、高频电刀

高频电刀是一种将高频（$100kHz \sim 5MHz$）电流作用于生物组织上，进行切割、凝血、凝结组织操作的电设备。它的最大优点是能够在切割的同时进行凝血，从而减少了很多手术中的结扎操作。电刀已经在各级医院的手术室以及门诊手术中广泛使用。世界上第一台电外科设备由哈佛大学的 William T. Bovie 发明，并于 1926 年 10 月 1 日由 Harvey Cushing 医生在哈佛大学 Peter Bent Brigham 医院首次应用于临床手术中。

虽然高频电刀在使用中有时也会通过电刀头的高温而作用于组织，但是其工作原理与电烙铁止血是不同的。电烙铁通过直流电来使其与组织接触的金属部件产生高温，通过直接接触传导而使组织热凝固，而高频电刀则是通过高频交流电来诱导与之邻近细胞内的电离分子产生高频震荡，从而导致细胞内的温度升高。当细胞内温度升高到 60℃ 的时候，细胞将瞬间死亡。如果组织温度被加热到 60～99℃ 时，则会同时发生组织干燥（脱水）和蛋白凝固；如果细胞内温度迅速达到 100℃，则细胞内的液体将大量气化，体积膨胀，并导致爆炸性的蒸发。

一个电外科单元由一台高频电流发射主机和具有一个或两个电极的操作手柄组成，电刀通过手柄上的开关或脚踏开关进行控制（图 2-38～2-40）。

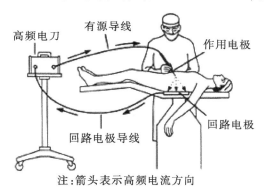

图 2-38　高频电刀功能示意图

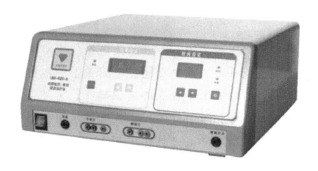

图 2-39　高频电刀主机

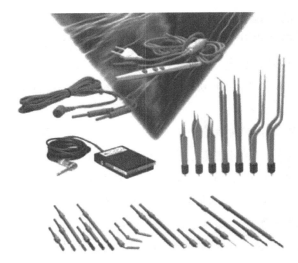

图 2 - 40　高频电刀刀头

在使用单极电刀时，将有源电极放置在手术部位，患者返回电极（也称为"分散垫"）放置在患者身体的其他位置。当电路从有源电极到患者返回电极完成电路时，电流将通过患者。患者返回电极的功能是安全地从患者身上移除电流。如果随着时间的推移，产生的热量不能通过患者返回电极的尺寸或电导率安全地消散，则会发生返回电极烧伤。在双极电外科手术中，发射电极和返回电极均放置于手术部位进行操作。电刀的两个尖端分别发挥发射和返回电极功能，只有夹在两个尖端之间中的组织才包含在电路中而发生热效应，这有助于消除电流转移的风险和操作中的相关不良事件。由于返回电极功能由钳子的一个尖端执行，因此不需要患者返回电极。无论使用何种介质，双极电外科都可以进行操作，允许在液体环境中凝固，因此双极电外科通常被称为"湿场"烧灼，这是双极电凝的另一个优势。但是，双极与单极相比，也有其劣势，就是很难进行组织的蒸发操作及切割组织。

电刀在手术中可实现以下几种功能。①干燥：低功率凝结不需要电光。②切割：释放电光，对组织有切割效果。③凝固：电光对组织不会切割，可用于止血和烧焦组织。④混切：同时具有切割及止血作用。

电刀头上一般有两个开关控制按钮：上方的蓝色按钮主管电凝；下方的黄色按钮在控制切割功能的同时，兼有一定的止血功能。电刀头上的电极也有长短之分：短的电极用于浅表组织操作；长的电极用于较深的组织操作。另外，管状电极可在电刀尾部连接吸引器管以同时发挥电刀和吸引器的功能，有助于吸引操作时产生的烟雾，并能够净化术野的血液和渗液；刮匙样电极具有边刮吸、边电切的作用，特别有利于切除肿瘤的操作。

1. 如何安全使用电刀

由于高频电刀会产生非常高的电流，可能会伤害患者和术者，如发生返回电极部位的烧伤，甚至失火等。这些意外很多与电刀是否正确使用相关，如果能够采取简单的预防措施，则可避免一些安全问题。

（1）在不使用时，操作柄尖端应始终放在非导电皮套中。

（2）在达到所需要的手术效果时，尽可能使用低的发生器功率设置。这是因为当使用高于所需电压时，电弧放电的可能性增加，可能导致不期望出现的烧灼。

（3）经常清洁电极头。当焦化（燃烧的死组织）积聚在电刀尖端时，会使电阻抗增加，可能导致焦灼、火花或以及焦痂的燃烧。而清洁电极时应尽量避免使用锐器去除焦痂，以免在电极尖端划伤凹槽，增加焦痂堆积。

2. 电刀使用中的注意事项

（1）电刀不应在易燃物质存在的情况下或在富氧环境中使用，并避免在使用电刀的同时使用可被火花点燃的易燃物质，如酒精和皮肤脱脂剂。

（2）不能将电缆缠绕在金属器械周围，因为穿过它们的电流可以进入金属器械，导致灼伤。

（3）切勿用湿手或湿手套操作设备，并确保手术区域的所有团队成员手套的完整性。如果无菌手套上有孔，则电流可能对术者造成伤害。

（4）保持脚踏板干燥，可用透明防水罩盖住，避免在脚踏板表面潮湿的情况下使用脚踏板操作电刀。

（5）在使用单极电刀时，尤需注意以下几点：①确定患者是否有金属植入物（如心脏起搏器），如果将患者返回电极放置于金属整形外科植入物部位的皮肤上，则有可能使患者受伤。②嘱患者术前去除所有首饰，以避免可能的漏电并发症。③隔离患者，使其不能接触接地的金属物体。④选择返回电极的位置时，尽可能靠近手术部位，宜选择清洁干燥、血管良好且肌肉较多的部位，避免选择骨突出、脂肪组织、瘢痕组织、皮肤植入金属假体、毛发表面和承受身体压力的部位。如有必要，可剃除返回电极部位的毛发，以确保导电凝胶湿润并均匀地扩散到接触区域，使返回电极与患者皮肤均匀接触。⑤将心电图电极放置在远离电外科部位和通过身体电流路径的位置。

二、Ligasure 血管封闭系统

Ligasure 也叫电脑反馈控制双极电刀系统。Ligasure 是对双极电刀系统改进的成果。虽然通过 Ligasure 刀片之间的电压大大低于传统双极电刀的电压，但 Ligasure 刀片与组织接触的面积明显大于传统的双极电刀，因此，可以容许更大的电流通过。主机可以通过反馈控制系统感受到刀片之间靶组织的电阻抗，当组织凝固到最佳程度时，系统自动断电。Ligasure 切割闭合系统是应用实时反馈和智能主机技术，输出高频电能，结合电刀片之间的压力，使要切割的血管胶原蛋白和纤维蛋白融解变性，血管壁融合形成一透明带，产生永久性管腔闭合（图 2-41）。

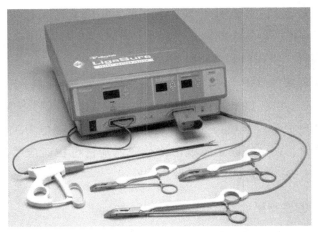

图 2 - 41　Ligasure 刀

Ligasure 的优点：①可闭合直径 7mm 以内的血管。②闭合组织中的血管时无须过多分离。③形成的闭合带可以抵御超过三倍正常人体收缩压的压力。④闭合速度较快，无烟雾，不影响手术视野。⑤闭合时无异味、不产生碳化，且闭合后无缝线、钛夹等异物残留。⑥闭合时局部温度不高，热扩散少，热传导距离仅 1.5~2mm，对周围组织无损伤。

Ligasure 比传统双极电刀的效能更高，特别适用于腹腔镜和开腹肿瘤外科手术，大大提高了手术的安全性。

三、超声刀

超声刀全称为超声切割止血刀，它由主机、手柄、刀头、脚踏板等主要部件组成（图 2 - 42）。手柄中包含有一个换能器，可将主机发生器提供的高频电能转换并发出超

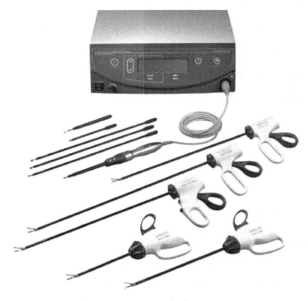

图 2 - 42　超声刀

声机械振动，导致组织内水分流动并汽化，组织层面被打开或游离。刀头与组织蛋白接触，蛋白氢键被打断致蛋白变性凝固，从而封闭小血管。

超声刀的刀头有很多种类型，可以根据使用情况选择。钳式超声刀头是最常用的刀头类型，其能够同时完成凝和切，并能够具备钳子的分离、抓持功能。根据使用情况不同，超声刀头又可分为适用于开腹手术的短柄超声刀头和适合腹腔镜手术的长柄超声刀头。配备有 15mm、10mm 剪刀型刀头、5mm 钩型及球型刀头等。其中，10mm 刀头有平面、钝面和锐面三种构造，适用于不同情况的组织分离。超声刀头有两叶，一叶是施加超声波的工作叶，另一叶带有一个有齿纹的白色保护垫。此白色护垫的作用是为了更好地夹持组织，加强凝血效果，利用其工作叶可以像电刀一样直接切割。

单极电刀利用高频电流发生器产生高频电流使机体组织在局部产生高温，从而达到凝固止血的目的，其本质上属于热损伤。超声刀则属于机械损伤及部分热损伤，其与电刀相比具有明显的优势：①超声刀能一次性完成分离切割及止血的功能，而减少器械的更换。②超声刀的工作温度明显低于高频电刀，产热少，减少了热传导对周围组织的损伤。③超声刀在工作时产生的烟雾较少，在腹腔镜手术时对视野的影响较小。④单极高频电刀工作时电流需经过身体，可能对邻近器官造成损伤，并影响心脏起搏器等体内植入物的工作，而超声刀则无此影响。

超声刀采用凝固切割原理，没有电流通过机体，不会产生传导性组织损伤，工作时只是刀头接触病患部位。由于超声刀只引起组织白化而不是碳化，无焦痂脱落导致二次出血的机会。工作时对周围组织损伤不超过 1mm，工作温度 <100℃，数秒钟内可同步完成切割和止血，从而简化了传统手术中的钳夹、切割、结扎的工作程序，而且可以用一把超声刀同时完成钳夹、结扎、电凝等多个操作，有利于提高手术速度，不用频繁更换手术器械，深受医生青睐。

除了以上这些常见的手术刀处，临床上还有很多其他手术刀，如水刀、氩气刀、超声吸引装置（CUSA）、激光刀、等离子刀等都有各自的应用优势，随着科技不断进步，新的手术器械还在不断研发之中。

第五节　外科吻合器

吻合器和闭合器英文统称为 stapler，主要分为环状吻合器、闭合器、切割闭合器以及皮肤钉合器。闭合器最早于 1908 年由匈牙利的 Humer Hul 成功应用于外科手术之中，他用这个器械在胃切除手术中闭合了胃，但是这台设备重达 5kg，并且需要两个小时来装配完成。现代的吻合器及闭合器则变得相当轻便快捷，通常设计为一次性使用，或者可多次使用而无须重新打开其核心组件。由于大量吻合器、闭合器的发展，为微创外科提供了必要的条件。每一种器械，不同生产厂家可能对其外形和使用方法进行了一些特有的改变。另外，一些器械的钉子也有着不同的高度，以适用于不同厚度的组织。

一、器械和手工吻合的优劣对比

吻合器和闭合器使得胃肠外科手术能够迅速完成闭合或者吻合。在一些吻合中（如末端直肠与结肠的吻合），由于吻合器的使用，使得一些传统手工缝合很难完成的操作变得更为简便快速，而且更加可靠，而有些吻合则更加适合手工缝合完成（如胆肠吻合和胰肠吻合）。在实际操作中，是否使用器械进行吻合完全取决于外科医生的选择。吻合器和闭合器的优势是在操作速度和方便性上，缺点是会造成患者花费的增加。随着技术的发展，吻合器设计已经十分纯熟。现在，因机械原因所导致的吻合失败已经变得十分罕见，失败大多数是由于医生操作不当所造成的。虽有研究显示吻合器吻合后出现吻合口狭窄的概率似乎较手工缝合略高，但吻合器吻合术后出现并发症的情况本身并不多见。现阶段也并没有充足证据显示吻合器吻合较传统的手工吻合在术后吻合口瘘和腹膜炎等方面具有显著性优势。另外，吻合器（闭合器）在设计上能够使得吻合口远端的组织保持活性，这与手术中广泛应用的"吻合使组织靠近但不能过紧导致绞窄"的原则是一致的。需要强调的是，吻合器和闭合器在手术过程中仅仅起辅助作用，并不能完全取代手工缝合的操作。

二、常见器械介绍

1. 环状吻合器

环状吻合器能够形成两圈环形的钉合，同时切断环内的组织，常用于内脏的端－端吻合或端－侧吻合。吻合器的柄设计有直线型或者弧形，其前面的抵钉座也可以有可拆卸型或者可倾倒型，以适用于不同的组织脏器，尤其适用于低位直肠的切除吻合、切断食管或行经腹的食管－空肠吻合等不同情况。环状吻合器根据吻合直径不同，分为不同规格，适用于 21～33mm 不同直径的肠道管腔的吻合。管状吻合器通常是不可以再次装载吻合钉的（图 2－43）。

2. 闭合器

闭合器装载了两排相互平行的钉子，其长度从 30～90mm 不等，以适用于不同的组织。闭合器使用的钉子有 3.5mm 和 4.8mm 之分。3.5mm 吻合钉的钉脚高 3.5mm，宽 4.0mm，钉合后其高度为 1.5mm；4.8mm 吻合钉的钉脚高 4.8mm，宽 4.0mm，钉合后其高度为 2mm。不同型号的吻合钉根据钉仓的颜色不同来进行区分，3.5mm 吻合钉适用于绝大多数组织，而 4.8mm 吻合钉则适用于胃等一些较厚的组织（图 2－44）。

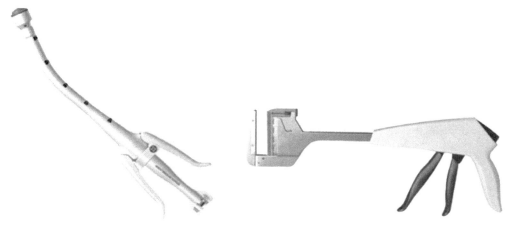

图 2-43 环状吻合器　　　　　　　　　　图 2-44 闭合器

3. 直线切割闭合器

直线切割闭合器有四排相互平行的钉子，中间则是一个刀片。使用的时候，四排钉子先钉合组织，然后再激发刀片进行切割。直线切割闭合器的长度从 50~90mm 分为不同的规格，能够进行侧-侧吻合或残端的闭合。在一次使用后，钉舱可以重新更换而再次使用。直线切割闭合器尤其适用于一些常规操作较为困难的部位，并可大大加快手术速度。此外，直线切割闭合器还可以通过腹腔镜的腹壁 10mm 刺孔而进行肠道的吻合（图 2-45）。

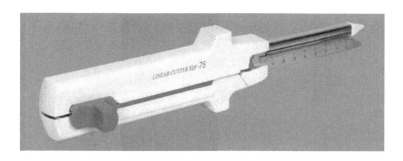

图 2-45 直线切割闭合器

4. 皮肤钉合器

皮肤钉合器适用于皮肤的快速闭合，同时能够有效避免传统四线缝合所造成的"蜈蚣样瘢痕"，从而达到相对美容的效果。皮肤钉合器通常可连续进行钉合，适用于 5~10mm 厚的皮肤及皮下组织（图 2-46）。

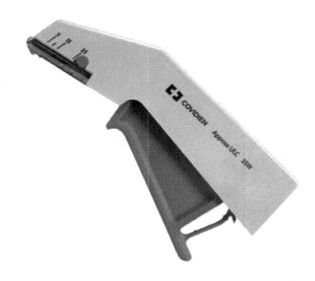

图 2 -46 皮肤钉合器

5. 手术夹

手术夹可分为金属夹（通常为钛夹）及可吸收生物夹等多种类型，主要用于血管（或其他管道）环周均已显露的脉管快速夹闭并止血。手术夹有不同大小的规格，可应用于腹腔镜及开腹手术的操作中。手术夹有连发的设备，可以不用更换或装载手术夹而连续进行夹闭操作。此外，由于金属夹在 X 线下可见，因此有时也可作为一些体内重要结构位置的标志（图 2 -47）。但现阶段由于金属夹不可吸收且可能对今后的影像学检查产生影响，因此金属夹已较少在需留置于体内的操作中使用。

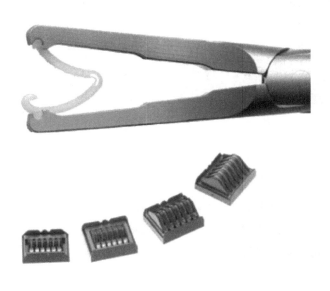

图 2 -47 手术夹

此外，还有一些专门适用于腹腔镜手术使用的切割闭合器，以及进行直肠上黏膜环切使用的专用吻合器等多种不同器械。

三、手术器械的应用方法（以直肠前切除为例）

在直肠前切除手术中使用外科器械与传统手工操作相比具有以下明显优势：①使得低位吻合变得更加容易并且安全。②能够完成一些手工缝合较难完成的超低位保肛手术。③能够大大缩短吻合时间，同时减少术中感染的机会。④能够减少肿瘤播散的风险。⑤有助于改善在吻合两端肠管直径不一致的情况下进行吻合。具体使用方法如下。

1. 经肛门吻合方法（适合吻合部位离肛门较近时使用）

（1）将直肠与其他周围组织完全游离，将末端直肠置入切割闭合器中，检查周围并未夹入其他组织器官，然后操作手柄收紧闭合器。激发闭合器，切断末端直肠。

（2）在拟切除近端结肠部位近侧夹荷包钳，用弯钳夹闭拟切除处远侧，荷包钳缝入荷包缝线做荷包缝合，切除并移除病变肠道。除去荷包钳，打开肠道并消毒。根据肠管直径选择不同型号的吻合器，在肠道内置入吻合器抵钉座，收紧荷包并结扎固定抵钉座。检查待吻合的近端肠道是否有足够长度以备吻合，必要时游离并松解降结肠甚至结肠脾曲。

（3）润滑扩肛并消毒直肠后经肛门置入吻合器。旋转吻合器操作柄末端旋钮，将中心杆自吻合器末端伸出并刺破末端直肠闭合口，中心杆与近端结肠的抵钉座手动连接。旋转吻合器操作柄末端旋钮，收紧吻合器抵钉座，同时确认周围无其他组织器官夹入，激发吻合器手柄完成吻合。

（4）经肛门将吻合器连同抵钉座一并移除。

2. 经腹腔吻合方法（适合吻合口离肛门较远时使用）

（1）完全游离直肠后，在拟切除直肠远端夹荷包钳，近端夹弯钳，切断直肠。用荷包针做荷包缝合并置入吻合器抵钉座，收紧并结扎固定抵钉座。

（2）钳夹或用吻合器切断近端结肠，移除病变肠道。打开近端肠腔，消毒后置入吻合器，距离断端5cm左右，旋转吻合器操作柄旋钮，在肠道的对系膜缘刺口伸出吻合器中心杆，将其与抵钉座连接，并旋转旋钮收紧吻合器，使近端结肠形成"J"形，激发吻合器完成吻合。

（3）结肠吻合器形成盲袢时应用直线闭合器闭合。距离断端2.5cm，应用直线闭合器夹闭，推动操作柄推钮一次性完成闭合及切割，然后移除闭合器以及切除的肠道。

（刘　阳）

第三章　各种常见外科操作方法及技巧

第一节　外科打结

打结是手术的最基本技术之一，主要包括：①结扎打结；②固定打结（固定引流管）；③缝合打结。学习手术技术从学打结、练打结开始。手术打结操作是否正确、熟练程度不仅体现了手术医生的基本素质，而且直接关系到手术的效果及患者的安危，因此各位同学必须正确、熟练地掌握外科打结技术。

一、结的种类

结可以分为单结、方结、外科结、三重结、多重结等几种，外科常用的结有方结、外科结和三重结。

1. 单结
单结是组成手术结的最基本单位（图 3-1）。

2. 方结
方结由两道方向不同的单结组成，是最基本的手术结（图 3-2）。一般用于皮肤和皮下脂肪组织的缝合打结。

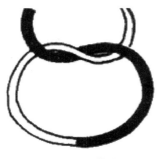
图 3-1　单结

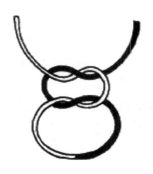
图 3-2　方结

3. 外科结

外科结打第一道单结时线重复绕两次，使摩擦面积增大，打第二道单结时第一道结不易松脱，故牢固可靠（图3-3）。一般用于大血管的结扎打结及张力较大组织的缝合打结。

4. 三重结

三重结为打完方结之后，再加一道单结而成（图3-4）。此结牢固可靠，是手术用得最多的结扎方法。

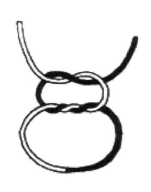
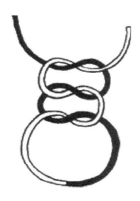

图3-3 外科结　　　　　　　　　　图3-4 三重结

5. 多重结

三重以上的结统称为多重结（四重结、五重结、六重结等）。一般用于肠线、合成可吸收线、尼龙线等易滑脱线缝合时的打结。

附：错误结

打结时应避免假结和滑结。无论用何种方法打结，第一个单结与第二个单结的打结方式都不能相同，否则就容易打成假结（又称十字结或女结）。假结不牢靠，容易滑脱。打结时，即使两个相邻单结的形成方式不同，但如果用力不均匀或两手不交叉，亦可打成滑结。滑结是指打结时两手用力不均匀或拉紧方向不正确（未交叉），造成一段线被拉直，另一段线缠绕在拉直的线段上，剪线后线结极易滑脱的结。滑结极具隐蔽性，初学者虽主观上想打出正确的结，常因技术不过关或手术时紧张而打成滑结。

（1）假结（顺结）：为两个方向相同（两道动作相同）的单结，其张力仅为方结的1/10，结扎后易自行松散、滑脱（图3-5）。不可采用。

（2）滑结：打结时，如两手用力不均，只拉紧一根线，虽是两手交叉打结，结果形成滑结，易滑脱，应尽量避免发生（图3-6）。

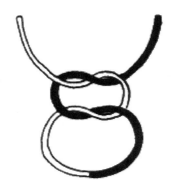

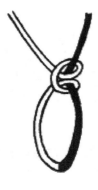

图 3-5　假结　　　　　　　　　　　　图 3-6　滑结

二、打结的方法

打结方法分为单手打结法、双手打结法、器械打结法和深洞打结。每种打结方法均可用来打方结、外科结、三重结及多重结。

1. 单手打结法

单手打结法是最常用的一种打结法，简便迅速，左、右两手均可进行。此法适合于各部位的结扎，以右手打结较为普遍。术中应用最广泛，应重点掌握和练习。具体打结方法如图 3-7 所示。

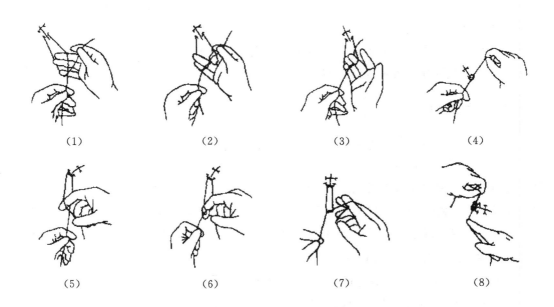

（1）　　　　　　　（2）　　　　　　　（3）　　　　　　　（4）

（5）　　　　　　　（6）　　　　　　　（7）　　　　　　　（8）

图 3-7　单手打结方法示意图

2. 双手打结法

双手打结法分别以左、右手用相同的方法打成两个交叉结，对深部或组织张力较大的缝合结扎较为方便可靠，适用于做外科结，但较繁琐，浪费时间。具体方法如图3－8所示。

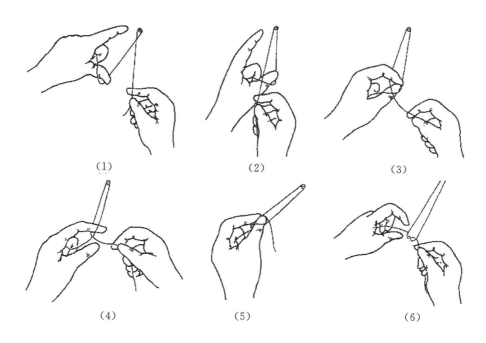

（1）　　　　　　　　　（2）　　　　　　　　　（3）

（4）　　　　　　　　　（5）　　　　　　　　　（6）

图3－8　双手打结方法示意图

3. 器械打结法（持钳打结法）

器械打结法一般用左手捏住缝合针线一段，右手拿持针器或血管钳打结，用于连续缝合、深部操作、线头较短以及一些精细手术时。此种方法不影响视野、节省时间，缺点是缝合有张力时不易扎紧。持针器打结用于皮肤缝合打结，其他部位组织不宜使用。具体方法如图3－9所示。

4. 深洞打结

深洞打结在盆腔深部常用，不论用手或止血钳，在第一道线结起后，将一线拉紧，用另一手将线结推下，同样以相反方向结扎第二个线结（图3－10）。

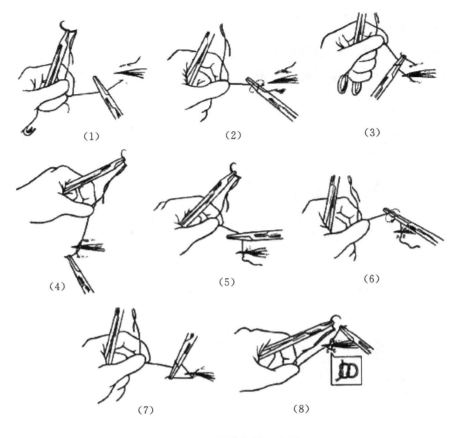

(1)　　　　　　　　(2)　　　　　　　　(3)

(4)　　　　　　　　(5)　　　　　　　　(6)

(7)　　　　　　　　(8)

图 3 - 9　器械打结示意图

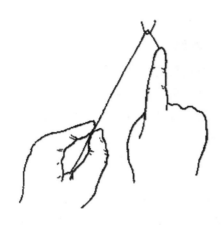

图 3 - 10　深部打结示意图

三、打结的基本规范和操作注意事项

（1）交叉打结：打单结时两手须交叉。无论用何种方法打结，第一及第二结的方向不能相同，如果做结的方向错误，即使是很正确的方结也同样可能变成滑结，或导致结扎线折断。要打成一个正确的方结，两道打结方向就必须相反（实际手术中打结的要求是：打第一个结时线结交叉，手不要交叉，目的是不要因为手交叉而影响视线）。

（2）交替打结：指第一个与第二个单结均是用不同方法打出的两个单结，而第一个与第三个单结相同。

（3）打结时保证三点成一直线（两手拉线用力点与结扎点）：每一结均不应使之成为锐角，否则稍一用力向上提拉易使结扎点撕裂或线结松脱，应双手平压使三点成一直线（图3－11）。

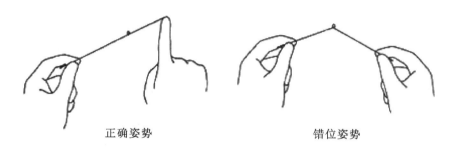

正确姿势　　　　　　　　　错位姿势

图3－11　三点成一线

（4）打结收紧时要保证两手用力均匀一致：这一点对结的质量及安全性至关重要，否则可能导致滑结或对结扎组织牵拉造成撕裂、撕脱。

（5）两手的距离不宜离线结处太远：打结时，特别是深部打结时，最好用一手指按线结近处，徐徐拉紧，用力缓慢、均匀。用力过猛或突然用力，均易将线扯断或未扎紧而滑脱。

（6）固定第一结：打第二结扣时，注意第一结扣不要松，必要时可用止血钳夹住第一结扣处，待收紧第二结时，再移去止血钳，或第一结扣打完后，双手稍带力牵引结扎线不松开也可。

（7）打结应在直视下进行：不仅可以根据具体的结扎部位及所结扎的组织掌握结扎的松紧度，又可以使术者或其他手术人员了解打结及结扎的确切情况。即使对某些较深部位的结扎，也应尽量暴露于直视下操作。有时深部打结看不清，就要凭术者手的感觉打结，但这需要有深厚的功底。

（8）皮下组织尽量少结扎，用血管钳钳夹出血点即可。最好与血管方向垂直夹住断端，钳夹组织要少，切不可进行大块钳夹。因大块结扎后将使组织坏死过多，术后局部反应较大（图3－12）。

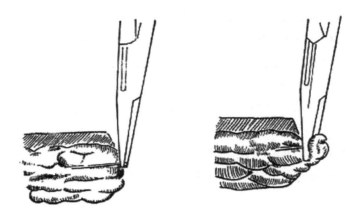

图 3-12　钳夹结扎组织方法

左：正确钳夹；右：错误钳夹

（9）选择粗细合适的线：在缝合、结扎前将线用生理盐水浸湿，线湿后能增加线间摩擦力，增加拉力。干线易断。根据缝合、结扎部位要求不同，选择粗细合适的线（自细到粗依次为 5-0，4-0，3-0，2-0，0#，7#，10#线）。

（10）递线与打结的关系：术中打结递线一般有手递线法和器械递线法两种，如图 3-13 所示。递线后根据结扎线的两端是否交叉而分为交叉递线和非交叉递线。对于交叉递线来说，第一个单结为右手示指结，作结后双手可直接拉紧结扎线，无须再做交叉；如果是非交叉递线，第一个单结为右手中指结，作结后双手需交叉以后才能拉紧结扎线。

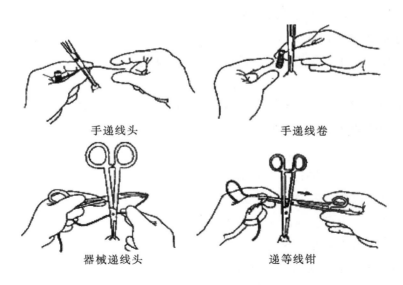

手递线头　　　　　　手递线卷

器械递线头　　　　　递等线钳

图 3-13　递线与打结的关系

（11）打结时，每一个单结打完后线结不能有缠绕，否则应交叉调整位置，如有缠绕，打结后稍用力丝线容易断裂。

（12）正确的剪线方法：术者结扎完毕后，将双线尾并拢提起，助手将线剪微张，顺线尾向下滑至线结上端，再把剪刀略倾斜，将线剪断，留存线头 2～3mm（图3-14）。

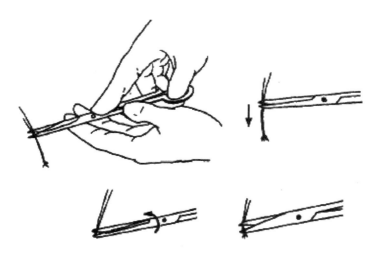

图3-14 术中剪线方法示意图

第二节 切开及手术野的显露

手术不论大小或复杂程度如何，均是由几大类基本操作技术组成。常用的外科手术基本操作技术主要有切开及手术野的显露、解剖、止血、结扎、缝合、引流等。只有熟练掌握外科基本操作技术，才能为做好手术奠定良好基础，这也是始终贯穿每个外科医生医学生涯的一个主要组成部分。

一、切开

切开是外科手术基本操作的重要环节之一。使用某种器械在组织或器官上造成切口的外科操作过程，即为切开。切开常用的器械为各种手术刀，主要包括各种金属手术刀以及电刀、氩气刀、激光刀等。但是，切开皮肤必须用金属的、刀刃锋利的手术刀，以保证切口的整齐及深层组织的垂直，并使各层组织充分显露。手术刀的刀刃要锋利，以使切口平整并保证一次切开即达预期层次。刀片的大小、形状要符合切口长度及手术的需要。做切口时，以执笔法或执弓法抓持刀柄，均匀用力，一次切开皮肤及筋膜，切开时刀刃注意保持与组织的垂直。不锋利的刀刃可造成切口不平整、不必要的组织损伤以及切口愈合瘢痕不整齐。做腹部切口应一次切开皮肤及皮下，深至腹外肌腱膜或腹直肌鞘前层。术者应熟悉手术部位的解剖层次。使用电刀或氩气刀进入深层组织时控制得当，切开组织时既要保证充分止血，还要防止组织过分"焦化"，以免影响创口愈合，如遗留大块"焦化"硬结、造成感染等。

1. 皮肤切口的选择和切开原则

选择皮肤切口时，一般可以从以下几方面考虑，然后决定切口的位置、大小、方向。

（1）切口距离病变部位最近：切开后能从最短距离和最佳视野显露患处，有利于手术操作。

（2）切口损伤要小：任何切口对组织都有损伤，在有重要血管、神经通过处，应尽量避开，以免不必要的损伤。

（3）便于切口延长：因术中操作有时需将切口延长，故做皮肤切口选择时应将其考虑在内。

（4）切口要足够大：切口须有足够长度，方有利于充分显露和手术操作。

（5）切口要有利于术后功能、外形恢复：如关节部位的切口，应避免垂直通过，以免术后瘢痕形成影响关节活动。

（6）切口要顺皮纹：切开面部、颈部时，切口应顺皮纹线或皱纹线走行，根据需要也可顺轮廓线切开。

2. 组织切开的要求及方法

进行组织切开时，应按以下要求进行：①手术刀选择适当。不同部位组织切开时应选择大小、型号适当的手术刀，刀刃必须锋利。②执刀方法正确。根据切开部位、切口长短、手术刀大小选择正确的执刀方法。③运刀得当。切入皮肤时，一般垂直下刀、水平走行、垂直出刀、用力均匀、不可偏斜，皮肤和皮下组织一次性切开，不宜多次切割和斜切。切开带毛发部位时，应顺毛根方向切入，以减少术后秃发的发生率。切开时用左示指、拇指固定切口部位，必要时可由助手协助固定切口处皮肤。④注意保护切口。做腹部或其他较大切口时，切开皮肤及皮下组织后，为了减少切口污染，可将两块无菌巾或纱布垫用组织钳和巾钳固定于皮下组织层，手术时间较长时，可将无菌巾或纱布垫缝于皮下组织层。⑤防止损伤正常组织。对于体形较瘦者，避免用力过大，以防切入过深损伤深部组织或器官，重要部位更应仔细切割，防止"滑刀"和"偏刀"。切开腹膜时应采取妥善保护措施，以防损伤内脏和大网膜。

二、手术野的显露

手术野的充分显露是保证手术顺利进行的重要条件。显露不充分，特别是深部手术，将造成手术操作困难，不利于判别病变性质，甚至因此误伤重要组织或器官，导致大出血或其他严重后果。为确保最佳的显露，以下各种因素必须注意。

1. 选择合适的麻醉

合适的麻醉使患者有良好的肌肉松弛度，这样才能获得良好的显露，特别是深部手术；否则术野狭窄，操作困难，手术很难顺利完成，甚至造成不应发生的副损伤。

2. 选择合理的切口

选择合理、正确的切口是显露病灶或组织器官重要的、决定性的因素之一。切口的选择需要全面考虑，确定切口应注意以下三点。

（1）切口应在最容易暴露病灶的部位，即在距病灶最近的部位做切口。切口的长度需根据手术的需要来确定，切口过长将造成组织不必要的损伤，过短则不易显露病灶。即使都是阑尾切除术，由于阑尾病变程度不同，腹壁切口的长短及位置都有所不同，不能单纯以腹壁切口的长短来评价医生的水平高与低。

（2）切口不得损伤重要的解剖结构，防止术后影响组织器官的生理功能。切口应选合理并顾及操作方便的部位，必要时可延长切口，最好避免在负重部位做切口。如在关节部位做切口时，要以术后瘢痕收缩不影响功能为原则，在屈曲面做切口时，应与肢体的横径一致。

（3）面、颈部切口应与皮纹相一致。正常皮肤具有一定张力，其受的张力与皮纹相一致，因此，所做切口应尽量沿皮纹方向进行，尤其是面、颈等外露部位更须注意。

3. 选择合适的体位

选择合适的体位常可使深部手术获得较好的显露。一般根据切口、手术的性质与需要选择合适的体位，但同时应考虑体位对患者的舒适度及对局部或全身的影响。例如，时间较长的过曲或过伸体位将影响呼吸深度及气体交换量；侧卧时间过久可影响肢体循环或发生神经压迫。

4. 充分的拉开

拉钩或牵开器是显露中最常用的器械，充分应用可增加显露的范围，保证术野充分显露。牵拉时应注意以下几点。

（1）正确使用拉钩：拉钩的作用是牵开伤口及附近脏器或组织，以显露深部组织或病变。将附近脏器或组织牵开时，拉钩下方应以湿盐水纱布为垫，以增加拉钩的作用，便于阻止附件脏器如肠、胃等涌入手术区域，妨碍手术野的显露及操作，同时也可以保护周围器官或组织免受损伤。牵拉时应手心朝上，而不是手心向下。如果手心向下，负责牵拉的助手多难以持久地保持恒定的位置，以致经常移动，妨碍手术野的显露及操作。

（2）助手应了解手术进程：若助手不知道手术进程及术者的意图，则不能很好地主动配合、及时调整拉钩的位置，故手术前详细的讨论及手术中必要的交换意见是很重要的。

（3）牵拉动作要轻柔：在牵拉过程中，局部浸润麻醉或硬膜外腔阻滞麻醉时，内脏神经敏感性仍存在，牵拉或刺激内脏过重时，可能引起反射性疼痛、肌肉紧张、恶心、呕吐等，导致内脏涌入手术野，妨碍操作。遇此情况，除牵拉动作及手术操作应尽量轻柔以减少对内脏的刺激外，必要时可用 0.5% 普鲁卡因进行肠系膜根或内脏神经丛封闭，以减轻或消除上述现象，改善显露情况。

（4）拉开应与体位及脏器特点相结合：①与体位相结合。除利用大盐水纱布垫将内脏从手术野隔开外，还可利用体位使内脏坠向一方。如：右侧结肠手术，可将手术台偏向左侧，使大部分小肠坠向左侧，再用大盐水纱布垫隔开，达到较满意的显露。②利用内脏本身的特点。常用的方法是将内脏托起，使深处的手术部位变浅些。例如，胆总管手术时，将盐水纱布塞入小网膜孔，使胆总管向前，有助于显露及操作。利用某些组织的结构牵引内脏，如利用圆韧带将肝脏向下或向上轻轻牵引，可使胆总管附近的结构变浅些，利于显露。将内脏体积或内容物减小，也是常用的辅助方法之一。例如，颅内手术可进行脱水，使脑容积缩小；盆腔手术可留置尿管，以排空膀胱，手术中胃肠胀气显著时，可在无菌技术下进行穿刺减压等，同时再辅以牵拉，便可获得良好的显露。另外，可将内脏外置。例如，腹腔深部手术时，可将小肠置于切口外，以增加腹内空间，但应注意将外置的小肠用温盐水纱布垫妥善保护，最好盛于一透明塑料袋中，既可保温，防止体液蒸发丧失，又便于观察，但无论用盐水纱布垫保护或盛于塑料袋中，均应随时注意外置小肠的颜色，如影响到肠管血液循环，应及时纠正。

5. 良好的照明

良好的照明可采用多孔无影灯、子母无影灯、冷光源拉钩、冷光源额灯等。

第三节　各种缝合方法和技巧

缝合是将已切开或断裂的组织对合靠拢，再用缝线贯穿结扎，是重要的外科手术操作之一（图 3 - 15）。不同组织、部位和器官均有不同的缝合方式及方法。正确的缝合方式、良好的缝合技术能使创口或组织顺利闭合，否则常致组织愈合不良，甚至导致手术失败。除此之外，要想达到理想的缝合效果，还要注意选择适当的器械和缝线等。

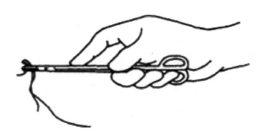

图 3 - 15　缝合

一、缝合技术的操作原则与要求

无论对什么组织或器官进行缝合，都必须按一定要求进行操作。只有这样，才能达到理想的缝合目的，最终使组织愈合。

（1）组织分层对合良好：分层对合良好是达到最佳愈合的前提，愈合后表面最平整、粘连最轻、瘢痕最少。

（2）缝合方法选择适当：不同组织、器官有不同的缝合方法，选择正确的缝合方法是做好缝合的基本条件。

（3）操作正确：进针、出针、缝线走行、缝合深度、缝合的外翻或内翻等必须根据不同的组织和器官符合相应的要求。

（4）针距边距适当：不同组织、不同创口，缝合针距、边距大小也不相同，必须根据具体情况决定边距和针距的大小，并做到均匀一致，缝合过密、过稀均不利于组织愈合。在保证创口良好闭拢的前提下，缝线愈少愈好，以减少组织的异物反应。

（5）缝线选择得当：不同组织的缝合应选择不同的缝合材料，才能达到缝合严密、牢固，术后恢复满意的目的。

（6）结扎张力适当：缝合线结扎张力过大时，即缝合绑扎过紧，易将缝合组织切割，使绑扎组织缺血坏死，造成感染或脓肿，愈合后形成明显的"十"字缝线瘢痕。组织的愈合不是靠缝线的绑扎，而是借助缝线的暂时拉拢，使组织间产生纤维性粘连而愈合。结扎过松，又会使被缝合组织间隙不能闭拢，遗留无效腔，形成血肿，招致感染而影响愈合。

二、外科缝线

外科缝线从不同角度有不同的分类。按其能否被组织吸收，分为可吸收性外科缝线及非吸收性外科缝线。按其是否针线一体，分为带针线及普通线，前者使用方便、损伤小，但价格较高。按其制作方法及来源不同，分为丝线、肠线及人工合成线。按线的粗细不同，又可分成很多型号。

在应用人工合成的可吸收性缝线中，一般常用以 Dexon（聚羟基乙酸线）为代表的系列缝线。经动物实验和临床应用验证，它具有满意的抗张力强度，便于打结，手感性能好，并且具有材料均一性、稳定性、无毒性、无免疫原性、无致癌性等特点，后分解物具有一定的抗感染作用，是理想的缝合材料之一。该缝线规格、型号较齐全，应用范围较广，效果确实、可靠。

三、缝合方法

缝合方法多种多样，且各类方法互相交叉，按缝线连续与否分为间断缝合与连续缝合；按缝线走向与组织间的位置关系分为水平褥式缝合与垂直褥式缝合；按缝合时的形式分为毯边缝合、"8"字缝合、荷包缝合、半荷包缝合；根据切口形状不同，还有某些相应的特殊缝合方法，如三角形创缘缝合法等。

四、缝合的程序

不管进行哪一种缝合，都要包括以下几个基本的操作步骤。

1. 进针

左手执镊，提起组织边缘，右手执已夹住针线的持针器，缝合时用腕部及前臂的外旋力量转动持针钳，使缝针进入，注意针与被缝合组织呈垂直方向，沿针体弧度继续推进，使针突出组织少许。

2. 出针

针体的前半部穿出被缝合的组织后，即可用镊夹住针体向外沿针体弧度方向拔针，同时用持针钳夹住针体后半部进一步前推，协助拔针。也可于针前半部穿透组织后，由助手用血管钳协助将针拔出；还可由术者将已穿透组织的针体后半部松开，然后用持针钳夹住已穿透组织的前半部，将针拔出。

3. 结扎

将针线拔出后，使组织创缘对合，然后进行结扎。

五、各种组织、器官的缝合方法

不同的组织和器官有不同的缝合方法，分述如下。

1. 皮肤的缝合

擦去创口周围的血迹，将创口用干净纱布保护好，用75%酒精棉球涂擦创口周围的皮肤。左手持有齿镊，夹住皮肤边缘以固定皮肤，角针垂直于皮肤刺入并通过皮肤组织全层，然后以同样的方法由内向外穿透对侧边缘。针眼距皮肤创缘0.5cm以上，两缝线间隔为1.0~1.5cm。线结应打在创缘的一侧，以便于拆线。线头剪断，至少应留0.5cm。现已有各种型号皮肤钉合器应用于临床，使缝合更便捷。缝好皮肤后，用有齿镊将创缘对齐，并用纱布团滚动式向前挤压，以排出创口内的空气和血液。有时皮肤缝合采用皮内缝合法，其优点是外面见不到缝线，不留瘢痕，拆线时一条线一次性抽除。在缝合时，要认真对合缝皮皮缘，两线端可常规缝上一小段乳胶管以固定线头，方便实用，可起到线头固定夹的作用，且价格便宜。

要求与注意事项：①缝合后应使皮缘对合良好、创缘皮肤轻度外翻，呈半圆柱状，避免皮缘内翻。②用间断缝合法缝合后的断面缝线走行应呈梯形，不应成为"V"形。③切口两创缘缝合组织深度相当，防止厚薄不一。④结扎松紧适中。结扎过松使组织对合不贴实，易遗留间隙，形成积液；结扎过紧则被结扎的组织易发生缺血、肿胀、切割、感染。⑤皮肤缝合时，一般要连同适当皮下组织或深筋膜一块进行，防止缝合后遗留无效腔，形成血肿。⑥双侧皮肤创缘等长时可从一端开始缝合，双侧皮肤创缘不等长时，则应先分段缝合几针，然后再从每段的中间缝合，将多余的皮肤均匀地分布在每针针距中。⑦一侧创缘皮肤过多出现皱折，可予以切除后再缝合。⑧针距、边距适当，防止过密或过疏。⑨切口张力较大时应做减张切口，防止出现血液循环障碍。缝合完毕后应用纱布卷滚动挤压以排出积血（图 3 - 16）。

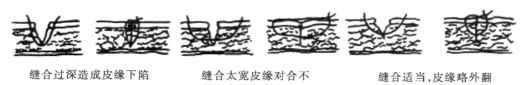

缝合过深造成皮缘下陷	缝合太宽皮缘对合不整，致过度瘢痕	缝合适当,皮缘略外翻

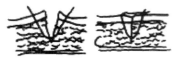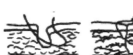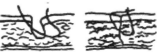

对合外翻皮肤可缝合较深	对合内翻皮肤可缝合较多皮下组织	两侧不整齐皮肤的缝合

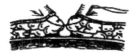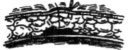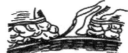

缝合太浅,造成皮下死腔　　　　　　　　正常皮肤缝合

图 3 - 16　皮肤缝合

2. 肌肉的缝合

当组织解剖分离时，顺肌肉纤维方向分开的肌肉一般不需要缝合，只有出现较大范围的肌肉分离时才进行缝合。

（1）缝合针选择：一般选用中号弯圆针。

（2）缝合材料选择：通常选用不吸收的细丝线，有潜在感染可能时也可选用较的细肠线。

（3）缝合方法：缝合时应连同筋膜一次性缝合；当对大块横断肌肉进行缝合时，可先于肌肉断端 1～2cm 处做横行缝扎或环形结扎，再纵行拉拢缝合肌肉两断端。

（4）注意事项：①结扎时缝线不宜太紧。②大块肌肉横断缝合后，应将肢体置于肌肉松弛位，必要时可做适当石膏固定。

3. 肌腱的缝合

肌腱完全断裂时一般应进行缝合，否则该肌将丧失功能。肌腱断裂最常见于外伤，如创口新鲜，应做早期缝合，因晚期缝合肌腱常有挛缩，断端间有一定距离，使手术更加困难。

（1）缝合针选择：通常选用两枚规格适当的直针，没有直针时可采用缝衣针代替，也可用圆弯针扳直代替。

（2）缝合材料选择：一般选用细丝线作为缝合材料，较粗的肌腱选用中丝线。

（3）缝合方法：因肌腱纤维易被纵向分离，故缝合时有其独特的方法。①双"十"字缝合法：操作简单，临床实用，组织损伤轻微，适用于多数肌腱缝合。②双"∞"字缝合法：适用于较粗的肌腱断裂缝合。③细小、扁平的肌腱断裂可做侧壁单纯间断缝合：缝合时先将两断端找到并拉出，用血管钳或两枚针头设法将肌腱两断端固定，再用锋利刀片切除肌腱断端少许，进针，收紧缝线，然后结扎。

（4）要求与注意事项：①缝合时应使肌肉处于松弛状态。②两断端收紧缝线后应紧密相连，不应夹有任何组织。③有腱鞘存在时应将其复位，无腱鞘时应用适当脂肪组织覆盖缝合处，防止粘连。④缝合时动作应准确、轻柔，操作细致，严格无菌技术操作及无创技术操作，避免组织进一步挫伤。⑤术后用石膏将患肢固定于肌腱松弛位，术后3周左右开始功能锻炼。

4. 胃肠的缝合

（1）胃肠缝合原则：一般应缝两层。内层为全层缝合，即缝合线通过胃肠壁的黏膜、黏膜下层、肌层和浆膜四层，且黏膜要向腔内翻入。外层为浆肌层缝合，即缝线只通过浆膜、肌层和少许黏膜下层，使浆膜面对合，一方面能使胃表面保持光滑，减少粘连；另一方面由于浆膜相互对面缝合后，即产生大量纤维蛋白，使浆膜发生粘连，以封闭创口和缝线的针眼。

（2）全层单纯间断缝合和连续缝合法：为缝线穿过全层的缝合法。

（3）全层对针缝合法（Bell缝合法）：针从黏膜刺入至对侧，如此连续缝合，可将黏膜完全内翻。

（4）全层内翻褥式缝合法（Connell缝合法）：此法为连续缝合法，即在一侧胃肠壁上，从浆膜刺入，至黏膜刺出，再自同侧黏膜刺入，至浆膜刺出，而后至对侧胃肠壁上也如此缝合，拉紧缝线后，黏膜完全内翻。

（5）浆肌层单纯间断和连续缝合法：缝针距创缘0.5～0.8cm处刺入，至黏膜下层返回，距创缘0.1～0.2cm处刺出，然后至对侧距创缘0.1～0.2cm处刺入，至黏膜下层返回，距创缘0.5～0.8cm处刺出，缝合后结扎，为间断缝合法。如缝合勒紧后继续用同法缝合，即为连续缝合法。如此缝合即可使浆膜和浆膜相对。

（6）浆肌层双间断内翻缝合法（Halsted缝合法）：又称"U"字缝合法。第一针同浆肌层单纯间断缝合法，第二针用同一缝合，距第一针0.3～0.5cm处，向相反方向缝回来，打结在创缘的一侧。

（7）浆肌层内翻褥式缝合法（Cushing 缝合法）：此法与全层内翻褥式缝合法相似，唯一的区别是缝线不穿透黏膜层，也可做间断缝合。

（8）荷包口缝合法：为浆肌层缝合的一种，用于胃肠壁小穿孔或阑尾切除后残端内翻缝合，也可用此法留橡皮管入空腔器官中，如胃肠造口术。具体缝合方法可按断端大小而决定缝合部位，围绕断端或穿孔周围行浆肌层连续环形缝合，结扎时将残端内翻埋没。

（9）三角区缝合法：胃前壁、胃后壁及肠对合处应用三点荷包缝合浆肌层加固。

5. 血管的缝合

血管损伤往往见于四肢外伤，也可见于手术时损伤，中、小血管损伤结扎后一般不至于造成肢体坏死，大血管损伤如股动脉、股静脉、桡动脉、桡静脉、肱动脉和肱静脉损伤则有可能影响肢体循环，应进行血管修补或吻合术。

（1）缝合针线及器械选择：一般根据血管大小，选择 5－0 至 9－0 无损伤针线，并用精细的血管吻合器械进行操作。较大血管吻合一般可在肉眼直视下进行。

（2）缝合方法：①血管破裂时行血管修补术。先将损伤处裂口压迫止血，然后于破裂处上、下方将血管分离出来，穿过细橡皮带并提起，阻断血流，也可用血管夹夹住，再将裂口修剪整齐，剥除其附近的外膜，先于裂口中间缝合一针，轻轻提起缝线，使伤口边缘靠拢，再缝合其他裂口，结扎时注意使边缘外翻。②血管完全断裂时，应行血管吻合术。首先将两断端找出，剪除血管断面的外膜，并分别夹上血管夹，用 7－0 至 9－0 无损伤针线做二定点外翻缝合，再间断外翻缝合二定点间血管壁，做吻合口前壁缝合，然后翻转血管夹 180°，缝合吻合口后壁。

（3）要求与注意事项：①缝合过程中不断用生理盐水或肝素液冲洗血管腔，以保持管腔清晰、缝合准确，防止血栓形成。②缝合血管时应在无张力下进行。③始终应保持吻合口边缘外翻，防止术后吻合口栓塞。④必要时术后肢体用石膏固定于一定位置，防止被吻合血管牵拉撕脱。

6. 神经的缝合

较粗大或较重要的周围神经损伤后应行神经吻合术，特别是四肢较粗大的神经损伤时，如不缝合修复，往往会对肢体感觉和运动产生重要影响。

（1）缝合针线、器械选择：一般可用 5－0 至 9－0 无损伤针线，同时选用相应的精细器械，最好在手术显微镜下或手术放大眼镜下操作。粗大神经损伤可在肉眼直视下缝合。

（2）缝合方法：仔细解剖出神经两断端。最常用的缝合方法为神经外膜缝合法，操作简单，不损伤神经内容物。如两断面不整齐，先用锐利刀片切除 1～2mm，然后用无损伤针线于相对应的两侧先缝合二针作牵引，注意此时两断端不可扭转，缝合边距为距断面 1mm 处进针，再于两牵引线之间两侧各加缝 2～3 针，使神经束埋于神经外膜内，然后将被缝合的神经段放在健康组织中。缝合应严密，不能让神经索从缝合间隙中突出。

（3）要求与注意事项：①伤后立即缝合，功能恢复较好。②缝合时伤口应干净，两断端应无张力，如有张力，可改变关节位置，使神经无张力后再修复。③手术操作时应仔细、轻柔，避免损伤神经组织。④缝合不可过密，结扎不可过紧，防止狭窄影响神经再生。⑤术后应用石膏将肢体固定于神经松弛位置。

第四节　外科止血方法

手术过程中，组织的切开和解剖、组织和器官的切除都有不同程度的出血。因此，止血技术是一项重要的基本操作。外科医生技术操作功底如何，很大程度反映在控制出血的能力上，止血妥善，可防止严重失血，保证手术安全进行，有利于显露术野，减少术后感染，促进伤口愈合。常用的止血方法有以下几种。

一、压迫止血

压迫止血用于较广泛的创面渗血，一般用干纱布直接压迫出血创面数分钟，即可控制出血。有时渗血较多，可先将纱布垫浸于 50～60℃无菌热生理盐水中，拧干后填塞压迫于出血创面 3～5 分钟，可较快控制渗血。

二、钳夹止血

对于明显的活动性血管出血，用血管钳尽可能准确地钳夹，一般数分钟后即可止血。钳夹时不应夹住周围过多组织，并注意应使钳的尖端朝下。钳夹止血省时省力，适用于皮下组织内小血管的出血。钳夹止血为手术过程中应用最多的止血方法。

三、电凝止血

电凝止血即用电灼器止血，现常用的电灼器有高频电刀和氩气刀，就其止血的方式不同，可分为单极电凝及双极电凝。现代的电灼器均可根据需要予以选择。在止血时，电灼器可直接电灼出血点，也可先用止血钳夹住出血点，再用电灼器接触止血钳，止血钳不可接触其他组织，以防烧伤，通电 1～2 秒即可止血。止血钳夹住的组织越少越好，这样止血会更准确，而且对组织损伤也小。在欧美一些国家的很多医院，他们在手术中止血有时不用止血钳，而是用 Adison 摄，即血管外科的尖头镊子，以此随时准确夹住出血点，即刻电凝出血。电凝止血具有止血准确、损伤小的优点，适用于表浅的、小的出血点止血。止血后残面不能用纱布擦拭，只能用纱布蘸吸，以防止血的焦痂脱落，造成止血失败。

四、结扎止血

在手术操作过程中，对可能出血的部位或已见的出血点首先进行钳夹。钳夹出血点时要求准确，最好一次成功。结扎线的粗细要根据钳夹的组织多少及血管粗细进行选择。血管较粗时，应单独游离结扎。结扎时止血钳的钳夹一定要旋转提出，扎线要将所需结扎组织完全套住，在收紧第一结时将向上旋提的止血钳慢慢地松开，第一结完全扎紧时再松钳移去。特别值得一提的是，止血钳不能松开过快及移去过快，这样会导致结扎部位的脱落或结扎不完全而酿成出血，更危险的是因结扎不准确导致的术后出血。有时对于粗大的血管要双重结扎，重复结扎；同一血管时两道线不能结扎在同一部位，须间隔一些距离。结扎时，收线不宜过紧及过松。过紧易拉断线或切割血管导致出血，过松会导致结扎线结松脱而出血。对于重要的血管，必要时要进行贯穿缝扎止血。

五、止血带止血

止血带止血多用于手、前臂或足部手术时，使术野清晰、无出血，常用方法有以下两种。

1. 橡皮驱血带止血

先于肢体裹上适当干纱布，然后用橡皮带自肢体远端向近心端螺旋形缠绕驱血带至适当位置，将剩余橡皮带直接重叠缠绕于前臂上部、肘上或小腿上部、膝上，并用纱布扎紧，然后再由指（趾）端开始松解，直至橡皮带重叠纱布扎紧处。

2. 充气止血带止血

充气止血带是由袖带、压力表、气囊组成的。使用前先于适当部位垫纱布数层，然后缠绕袖带，最好先用驱血带驱血后，再将充气止血带打气至压力 250～300mmHg。下肢使用时可打气至压力 400～600mmHg，然后维持一定压力，并记录止血带时间，解除驱血带开始手术。每次止血时间以不超过 60 分钟为宜，如需继续使用，可排气数分钟，待循环恢复后，再重新按上述步骤操作。

六、术中紧急出血的处理

有时术中可突然出现大出血，如不及时采取有力措施控制出血，则很快会出现被动局面，使手术陷入困境，甚至危及患者生命。因此，一旦发生大出血，全组手术人员应积极配合，排除一切困难控制出血，迅速准备吸引器、特殊器械，改善照明，及时输血或血浆等。常见大出血原因及处理措施如下。

（1）误伤：较大血管损伤或较大血管结扎线滑脱，手术野突然涌出大量鲜血或迅速灌满术野，患者血压很快下降或测不到。遇此情况，当务之急应采用压迫止血法，立即用大纱布垫堵塞于出血处，并用手紧紧压迫以控制出血，暂时安定术者情绪，给予时间考虑出血原因、部位，决定下一步处理措施，并准备进一步止血用的特殊器械，准备血源，快速输血，必要时做切口延长等。如出血暂时得以控制，待一切物品、止血措施准备就绪后逐渐移去纱布垫，解除压迫，然后再进行下一步止血处理。如有可能，也可先用手指直接捏住出血区主要血管控制出血，用吸引器吸除血液，然后再采用其他切实有效的最佳止血措施，此时切忌在血泊中盲目钳夹，以免造成更大的损伤出血。

（2）局部血液循环丰富或组织粘连严重时，也可造成弥漫性渗出性大出血，可于出血处缝扎，也可放入明胶海绵或其他组织（如放入大网膜）后再行结扎。实在无法控制时，可填塞大量纱布垫压迫止血，使渗血得以控制。

（3）病变组织切除不全的残端部分也易引起大量渗血，如甲状腺功能亢进、甲状腺大部切除出血时，应迅速将病变彻底切除后再止血，否则出血不易控制。暂时控制出血后，应寻求彻底的止血方法，根据不同情况采取结扎、缝扎或血管修补等措施。

七、止血过程中的注意事项

（1）对高血压患者，止血一定要做到认真、仔细、彻底，以防术后出血。

（2）对低血压患者止血，不能满足于当时状况的不出血，一定设法将血压调到正常时，检查无出血方为可靠。

（3）对胸腔手术的止血尤须认真，因为关闭胸腔以后负压会导致出血。

第五节 净化手术野

医院感染越来越为临床医务人员所重视。手术作为一个重要的医院感染易发因素，被列为监控的重点，无菌伤口感染率就是医院感染的指标之一。手术和麻醉器械、手术环境、手术人员洗手等各个环节都成为医院感染监控的目标。手术野污染的防治，责无旁贷地落在手术组成员的肩上，手术者就是第一责任人。

统计表明，医院规模越大、床位越多、手术台次越多，医院感染发生率就越高，手术切口感染发生率也越高。手术切口感染与手术野的污染呈正相关。危重患者多、住院时间长、抗生素类药物应用不当和耐药菌株的增加等是医院感染率发生高的原因。上述原因不仅会引起无菌伤口的感染，一些原发性腹腔内感染的存在，也使外科感染变得复杂难治，腹腔脓肿的复杂临床病例就是例证。所以，净化手术野的目标不仅仅是减少创口的感染，也需减少腹腔内的感染。

一、手术切口感染的相关因素

1. 备皮

用旧的剃刀备皮会引起手术野皮肤的损伤，成为细菌入侵的门户。有人已用实验证实，不备皮倒可以使切口感染发生率降低。毛发的存在势必对切口带来影响，改用电动剃刀备皮和保持器具的洁净，既可以防止皮肤破损，也可以去除毛发。至于脱毛剂等，国内很少应用。

备皮剃毛应在手术开始前进行，而不应在手术前一天进行，以减少细菌的侵入和繁殖。关于手术前入浴，彻底洗净是必要的。有人发现，背部、肩胛间区等难以洗净部位的外科手术，污染率会增加。

2. 皮肤覆膜

消毒后的皮肤用医用膜覆盖，使切口部不再接触到周围广泛皮肤上残留的细菌，也可避免将皮肤潜在的细菌带进腹腔。有人将皮肤巾铺好再贴薄膜，这仅起皮肤巾的作用，遮盖皮肤范围过于狭窄，似为不妥。应在消毒后待药液干燥，在消毒区满铺薄膜覆盖，使其与皮肤紧密贴合，如有气泡，可戳小孔，挤出后贴紧，脐孔处也尽力贴紧。如有必要，可置皮肤巾于其上，刀就下在预定的切线上，使皮肤以下的组织没有再接触皮面的可能。

3. 洗手问题

洗手容易出现的问题在于：①紧急手术时没有真正抓紧手术前准备的时间，紧急中只得压缩洗手的数分钟时间。②熟练手术者的疏忽和过于自信。③实习、进修医生和低年资医生是洗手后手指细菌检出率最高者，术者和手术室护士有监督洗手过程的义务和责任，应严格按常规手术的洗手规则执行。

4. 手术室硬件的净化

空调、给水、给气、送电、通风、供氧、麻醉和层流设备等应定期检测。器械、敷料严密消毒等是手术室护士长的职责，如果手术后医院感染率异常升高时，也要在上述硬件方面找原因。

二、手术切口感染的防治对策

手术切口感染的防治对策可以从软件和硬件两个方面采取措施。

1. 硬件方面

硬件设施贯穿于手术室建筑和设备、器材等各个方面，应逐一落实净化措施。

2. 软件方面

（1）综合对策：①无菌的管理。②感染途径的调查与监测。

（2）具体措施：①消毒的管理。②增强患者抗感染力，提高患者的免疫功能。③特殊患者的特殊处理。④正确使用抗生素。⑤环境净化。⑥消灭污染源和阻断污染途径。⑦医院感染的整体意识和基本教育。

（曹　罡　程传涛）

第四章　换药技术

换药技术是外科医师必须掌握的基本操作技术，同时也是其他各手术专业医师不可忽视的一部分。换药方法正确与否，可直接影响患者的伤口愈合和康复。因此，伤口换药是外科治疗的重要内容之一。

第一节　伤口换药概述

伤口换药又称伤口更换敷料。伤口换药一词通俗易懂，沿用已久，故目前大多数医院仍习惯采用伤口换药这一说法，简称换药。伤口换药是一门技术性较强的基本操作技术，而有些医务人员错误地认为换药是一种简单、机械、没有什么技术含量的工作。每一位患者的伤口性质、局部情况、全身条件都是不同的，若千篇一律地采用一个模式换药，势必使某些伤口延迟愈合或长期不愈，不但增加患者的肉体痛苦，还加重了患者的经济负担。每一位真正训练有素的外科医师都非常注重换药这一基本技术操作，处置得当，伤口可很快愈合，反之则伤口可长期不愈或变成慢性窦道。

一、伤口换药的目的

一般说来，伤口换药的目的主要有以下五个方面。

（1）了解和观察伤口愈合情况，以便酌情给予相应的治疗和处理。

（2）清洁伤口，去除异物、渗液或脓液，减少细菌的繁殖和分泌物对局部组织的刺激。

（3）伤口局部外用药物，促使炎症局限，或加速伤口肉芽生长及上皮组织扩展，促进伤口尽早愈合。

（4）包扎固定患部，使局部得到充分休息，减少患者痛苦。

（5）保持局部温度适宜，促进局部血液循环，改善局部环境，为伤口愈合创造有利条件。

二、伤口换药的适应证

伤口换药主要用于以下各种情况。

（1）无菌手术及污染性手术术后 3～4 天检查刀口局部愈合情况，观察伤口有无感染。

（2）估计手术后有刀口出血、渗血可能者，或外层敷料已被血液或渗液浸透者。

（3）位于肢体的伤口包扎后出现患肢水肿、胀痛，皮肤颜色青紫，局部有受压情况者。

（4）伤口内安放引流物需要松动、部分拔出或全部拔出者。

（5）已化脓感染，需要定时清除坏死组织、脓液和异物者。

（6）局部敷料松脱、移位、错位，或包扎、固定失去应有作用者。

（7）缝合伤口已愈合，需要拆除切口缝线者。

（8）定时局部外用药物治疗者。

（9）创面准备，需要对其局部进行清洁、湿敷者。

（10）引流管渗出物过多者。

（11）大小便污染或鼻、眼、口分泌物污染、浸湿附近伤口敷料者。

三、伤口的基本形态特征

伤口是指由于外科手术、暴力作用、物理性刺激、化学物质侵蚀、微生物感染等原因所致的人体浅表组织损伤或缺损。由于致伤原因、方式、程度不同，伤口形态各异。一般说来，典型的伤口形态可分为创口、创底、创缘和创腔。临床上习惯将手术后缝合的伤口称为缝合伤口或闭合性伤口（已不具备典型的伤口形态特征），将组织明显裂开或有深层组织缺损的伤口称为凹陷性伤口（具有典型的伤口形态特征）。此外，临床上许多医师又习惯将损伤表浅的伤口，如皮肤擦伤、烧伤等称为创面；将长期不愈的皮肤凹陷性缺损创面称为溃疡。还有一些损伤深达组织深部，伤口长期不愈，形成一细长管道，其内常有许多纤维瘢痕组织增生，一端开口于皮肤表面，另一端为深在的盲端，临床上称之为窦道。另有一些伤口，一端开口于皮肤表面，另一端与体腔或脏器相通，将这类伤口称为瘘管。

第二节　伤口换药的几个基本问题

一、伤口局部用药

不少人认为，伤口换药就是在伤口内敷上或涂布某些"药物"。具有这种观念的人，主要受民间医生治疗疮疡传统方法的影响，错误地认为只有外敷某些药物，才能"拔毒""生肌""封口"，才叫作名副其实的伤口换药。一些初涉外科专业工作的医务人员也或多或少具有这种不正确的观点。实际上，现代医学伤口换药的含义远远超出了这个局部外用药的范围，而主要是通过伤口换药了解伤口、清除分泌物、去除坏死组织、培养肉芽组织、促进上皮生长，最终达到伤口愈合的目的。临床实践证明，在多数情况下，伤口局部外用药物并无必要，因为一些外用药对伤口不但无益，反而阻碍了伤口引流，使肉芽水肿，影响上皮组织长入，延迟了伤口愈合。关于局部外用消毒剂，一般不应在伤口内使用，因为消毒剂既然能杀灭细菌，同样也有破坏人体组织的作用。往往是消毒杀菌作用愈强，破坏人体组织的作用愈大，例如碘酒和酒精，一旦和伤口内组织接触，将大大影响组织愈合。因此，医生必须确立这样一种观点：创伤愈合是一种正常生物作用，伤口局部外用药对于伤口愈合并无多大帮助，换药的目的在于创造良好的环境，促进这种生物作用更好的发挥。

二、伤口局部引流的原则

伤口换药的主要目的之一是清洁伤口，清除伤口分泌物，使伤口得到良好的引流。引流是通过在伤口内安放某种引流物，使积聚在伤口内的分泌物被导流于体外，或通过引流本身的吸附作用达到引流的目的。一般说来，引流时应遵循以下原则。

1. 引流通畅

若想使伤口得到良好的引流，必须使引流口足够大，引流物填塞松紧适当，填塞太松伤口易过早闭合，太紧则影响创底肉芽组织生长和阻碍分泌物流出。

2. 引流彻底

有些脓肿为多房性，切开引流一定要设法将脓腔内纤维隔彻底开通，真正达到彻底引流的目的。否则，伤口会经久不愈。

3. 引流物选择得当

任何引流物对人体组织都是一种刺激。根据伤口具体情况选择适当的引流物，既要达到引流的目的，又不至于对组织产生太大的不良刺激。

4. 适时去除引流物

应根据引流情况和渗液多少，适时去除引流物。引流物去除过早，创口易出现积液、过早缩小、引流不畅或假性愈合；去除过晚，又影响肉芽组织生长而延迟伤口愈合。

三、伤口换药的间隔时间

提起伤口换药，有人认为换药次数愈多愈好，间隔时间越短越好，以为这样创面才能保持清洁，伤口愈合也就更快，其实这种观点是不正确的。每次换药，都会不同程度地损伤肉芽组织上的毛细血管，影响肉芽组织的生长，即便是轻微地擦拭也是如此。企图通过勤换药、彻底冲洗伤口而达到伤口"无菌"是不可能的，相反会对伤口的愈合产生不良刺激。因此，应根据具体情况适时换药，一般可掌握以下原则。

（1）无菌手术缝合后切口不放引流物者，可于术后 3~4 天更换第一次敷料，观察有无出血、血肿、感染等情况，根据具体情况再确定下次换药时间。如无异常，一般可延至伤口拆线时更换下次敷料。如患者出现不明原因发热、刀口跳痛等情况，则随时再次换药，检查伤口有无异常。

（2）无菌手术缝合后切口放置引流物者，可于术后 24~48 小时第一次更换敷料，根据情况决定引流物是否需要去除。需要继续引流者，可适当对引流物进行处理或调整，酌情确定下次换药时间。

（3）污染切口缝合后不放引流物者，可于术后 2~3 天更换第一次敷料，以观察切口有无感染、血肿等，并酌情确定下次换药时间。

（4）污染切口缝合后放置引流物者，第一次更换敷料时间同无菌手术缝合后安放引流物者。

（5）一般化脓性感染的伤口往往需要在伤口内安放引流物，最初可每日换药一次，脓液或分泌物减少后可间日换药一次；当肉芽组织生长良好、分泌物明显减少时，可适当延长换药间隔时间。

（6）严重化脓性感染或肠瘘时，脓液或渗出物较多，可根据情况随时换药。

（7）不管何种伤口，一旦敷料松脱或移位，失去应有的作用，则应随时换药，有时可仅更换外层敷料，伤口内引流物或紧贴伤口的内层敷料不必揭除。

四、伤口换药与全身应用抗菌药物的关系

伤口换药的同时，医生往往会想到全身应用抗菌药物，可以从以下几个方面考虑。

1. 无菌伤口

小型无菌手术缝合后的伤口一般不需要全身应用抗菌药物，中、大型无菌手术可于术前 1 天至术后 2 天预防性应用抗菌药物。

2. 感染伤口

感染性伤口可有两种情况，全身应用抗菌药物时应区别对待。

（1）伤口感染急性期：伤口发生急性感染时，表现为伤口局部红、肿、热、痛及压痛明显，或有脓液自伤口溢出，此时应及时、正确、合理地全身应用抗生素，防止炎症进一步扩散，避免发生全身化脓性感染。在血管丰富之组织发生伤口感染时尤其如此。在选择抗生素种类时，原则上要根据感染细菌的种类、抗生素抗菌谱等因素综合考虑。有条件者应做细菌培养和细菌的药物敏感试验，以便于正确选用

抗菌药物。

（2）伤口感染慢性期：有些伤口感染后期虽经多次换药，但仍迟迟不能愈合，局部肉芽组织灰暗、水肿或伤口内分泌物减少，表示伤口感染已转为慢性炎症阶段，多为引流不畅、异物存留、局部营养不良等因素所致。特别是形成窦道、瘘管的患者，其伤口周围纤维结缔组织增生，局部血运不良，如果继续全身应用抗菌药物，往往不能收到满意的效果，且给患者造成经济上的浪费。

应该特别提及的是，目前抗菌药物的滥用已成为普遍性问题。有些医生对于一般感染也习惯应用广谱的、价格昂贵的抗生素，实不应该。每个医生都必须明白一个道理：任何抗菌药物的应用都不能代替伤口局部的正确处理。

第三节 换药常用物品及其用途

一、一般物品及其用途

换药治疗中，经常需用以下物品，可根据不同情况酌情准备和选用。

1. 棉球

棉球有干棉球和药液棉球两种。干棉球用于擦拭、吸取渗出物或脓液；药液棉球浸有酒精、碘酒、氯己定或苯扎溴铵（新洁尔灭），用于消毒皮肤，也可制成生理盐水棉球，用于蘸洗创面或创腔。

2. 纱布

纱布有干纱布和药液纱布两种。干纱布用于覆盖创面，起到保护伤口、吸附和引流渗液的作用，根据需要将纱布剪裁成适当大小，再折叠成数层；药液纱布为浸有生理盐水、抗生素或酒精等药液的纱布，用于清洗创面、创面湿覆或创面湿裹。有时还可用凡士林制成油质纱布，覆盖于分泌物较少的创面上，以保护创面，利于上皮生长，同时避免敷料与创面紧密粘连，利于换药时敷料的解除。也可制成其他油质纱布，用于覆盖创面。

3. 引流物

引流物多为凡士林或其他药液制成的细长纱条，用于伤口填塞引流。另外，还有橡皮条、橡胶引流管等各种引流物。

4. 棉垫

棉垫是用两层纱布中间垫以脱脂棉，四周折起做成，用于面积较大的创面覆盖和包扎固定，也可根据创面形状和大小的不同制成相应形状大小的棉垫，如正方形、长方形、梯形等，称为特质棉垫。

5. 纸垫

纸垫是用两层纱布中间垫以医用高级卫生纸，周围折起做成，可代替棉垫，以降低棉质品消耗。其通气性不如棉垫好，主要用于伤口渗出物较多或需频繁更换敷料的伤口。

6. 绷带

根据宽窄不同，绷带有宽绷带（宽约8cm）和窄绷带（宽约5cm）之分，用于包扎固定伤口。

7. 胶布

胶布主要用于粘贴。布胶布可固定敷料于身体上，通常预先裁割成1cm宽的长条备用。

8. 胸腹带

胸腹带分别用于包扎固定胸部和腹部伤口。

9. 无菌治疗巾或孔巾

无菌治疗巾或孔巾用于覆盖伤口周围，实施治疗操作时用。

二、常用引流物及其用途

引流物形式多样，用途各异，需根据具体情况酌情选用。

1. 橡皮引流条

橡皮引流条多用经灭菌后的损破手套剪割做成。橡皮条柔软，对组织刺激性小，清洗干净后，放入0.1%苯扎溴铵或70%酒精中浸泡备用，使用时用生理盐水冲洗干净。橡皮条多用于浅表脓肿切开后、脓性指头炎切开后、表浅肿瘤切除后使用，也常用于头皮、阴囊等部位手术切口皮下。

2. 纱布引流条

纱布引流条分为干纱布引流条和药液纱布引流条。干纱布引流条多用于伤口肉芽水肿时填塞创口；药液纱布引流条有凡士林纱布引流条、盐水纱布引流条或抗生素纱布引流条，制备时用绷带按需要剪裁，除去四边短线头，高压灭菌。制作凡士林纱布条时，将凡士林涂抹于纱布条上，不要太多，以免纱布条网眼被封闭。通常纱布与凡士林重量之比为1:4，然后高压灭菌备用。凡士林纱布条油腻，引流效果差，有时甚至阻碍引流，一般用于脓肿切开填塞脓腔，起到压迫止血的作用；还可以用于分泌物较少的浅表创面，利于保护肉芽组织和上皮生长。盐水纱布条或抗生素纱布条的制作方法是将高压灭菌的纱布条用生理盐水或抗生素溶液浸湿即可，用于各种感染的脓腔引流；也可以用高渗盐水制成高渗盐水纱布条，用于肉芽组织水肿的创面。关于纱布引流效果，通过实验对比证明：盐水纱布吸附引流作用最强，干纱布次之，凡士林纱布引流作用最差。

3. 橡胶引流管

橡胶引流管有乳胶管和硅胶管两种。乳胶管有刺激局部肉芽组织增生的作用，硅胶管对人体组织刺激性较小。橡胶引流管多用于深部脓肿，使用时可于前端剪 2 个或 3 个侧孔，通过引流管定时进行脓腔冲洗，也可连接负压引流瓶持续负压吸引。

三、常用药物制剂及其用途

换药室常常准备一些外用药物制剂，用于皮肤消毒或伤口冲洗、湿敷填塞等。

1. 75% 酒精

酒精可使细菌蛋白体凝固而起到杀菌作用，多用于皮肤消毒。75% 酒精的杀菌力最强，80% 酒精使细菌外膜及周围蛋白体过快凝固，阻碍酒精再渗透入细菌内部，反而降低了杀菌作用；浓度为 60% 时，不能及时凝固细菌外膜及周围蛋白体，杀菌作用相应降低。

2. 1%~2% 碘酊

碘与细菌的蛋白质发生氧化作用，使细菌迅速失去活力，起到快速杀菌作用，多用于皮肤消毒。其杀菌作用大小与浓度高低成正比，但由于对组织有刺激性和腐蚀性，因此多用浓度较低的溶液，不宜用于儿童和较稚嫩的皮肤组织。消毒时先涂擦皮肤，使其自然晾干后，再用 75% 的酒精擦去，若长时间存留于皮肤上可刺激局部皮肤出现水疱。

3. 0.1% 苯扎溴铵

0.1% 苯扎溴铵为一种有机季铵盐阳离子表面活性消毒剂，破坏细菌细胞膜及细菌内部物质，具有较强的杀菌作用，多用于皮肤消毒。因为其对组织无刺激性，故也可以用于黏膜的消毒和伤口内冲洗。每 1000ml 液体中加入 5g 医用亚硝酸钠，可用于器械如刀片、剪刀、缝合针等锐利器械浸泡消毒，浸泡时间为 30 分钟以上。每周需更换一次药液。

4. 0.1% 氯己定

0.1% 氯己定为一种新型的阳离子表面活性消毒剂，杀菌原理同苯扎溴铵，其杀菌作用比苯扎溴铵大 3 倍，因此具有强大的杀菌作用，可用于皮肤黏膜的消毒，也可用来浸泡锐利器械，时间为 30 分钟。0.05% 的浓度溶液可用于冲洗感染伤口。

5. 盐水

盐水有生理盐水和高渗盐水两种。生理盐水浓度为0.9%，有促进肉芽组织生长的作用，对组织无不良刺激。可用生理盐水制成生理盐水棉球，用于清洁创面、去除分泌物，也可制成生理盐水纱布，用作创面湿敷。去除伤口敷料时，若敷料与伤口粘贴较紧，也可用生理盐水湿润后再揭除，以减轻疼痛。高渗盐水浓度为3%~10%，具有较强的局部脱水作用，可用其制成高渗盐水纱布，用于水肿创面的湿敷，具有减轻肉芽水肿的作用。高渗盐水对组织有一定的刺激作用，不能用于新鲜伤口。

6. 3%双氧水

3%双氧水又称3%过氧化氢溶液，与组织接触后分解释放出氧，具有杀菌、除臭作用。双氧水多用于冲洗污染较重的外伤性伤口、严重感染化脓性伤口、腐败或恶臭伤口，尤其适用于厌氧菌感染伤口。去除伤口敷料时，若敷料与伤口黏结过紧，也可用双氧水浸润，以便敷料揭除。双氧水对组织有一定烧灼性，不能用于眼部冲洗。

7. 0.02%高锰酸钾溶液

高锰酸钾能缓慢释放氧，有除臭、杀菌、防腐作用，多用于冲洗伤口、会阴和坐浴等，也常用于严重化脓性感染的伤口和创面湿敷。注意使用时应于临用前用蒸馏水配制。让患者带回家使用时，也可用温开水配制。

8. 2%龙胆紫

2%龙胆紫又称甲紫，具有杀菌和收敛作用，多用于浅表皮肤擦伤消毒，可促进结痂愈合。因无明显刺激性，故可用于黏膜溃疡。

9. 聚烯吡酮溶液（PVP-I）

聚烯吡酮溶液有良好杀菌作用，为近年西方国家所推荐的消毒剂，用1%的溶液制成药液纱布，可用于感染创面的湿敷，包括绿脓杆菌感染创面、烧伤感染创面，还可用于慢性溃疡创面和癌性溃疡创面。

10. 10%硝酸银溶液

10%硝酸银溶液具有腐蚀和杀菌作用，用于腐蚀慢性窦道内不健康的肉芽组织，使其坏死、脱落，促进窦道愈合。用后需用生理盐水棉球擦洗干净，以防损伤伤口周围正常皮肤。

11. 抗生素溶液

抗生素溶液常用者为1%新青霉素Ⅱ和庆大霉素混合液，也可用2%杆菌肽溶液。最好根据创面脓液培养和细菌敏感试验结果选用配制抗生素溶液，制成药液纱布行创面湿敷。肉芽创面植皮前用抗生素液纱布湿敷，对于减少创面细菌数量、控制炎症、提高植皮成活率具有重要意义。抗生素溶液应于使用前临时配制。

12. 凡士林纱布

凡士林纱布具有创面引流、不使敷料与创面黏着、保护创面、降低换药疼痛的作用，对于刚刚切开引流的脓肿填塞，还有压迫止血作用。凡士林纱布多用于伤口内填塞引流，肉芽水肿时不宜使用凡士林纱布填塞或创面覆盖。

13. 鱼肝油纱布

鱼肝油纱布有加强局部组织营养、促进结缔组织生长、加速上皮组织扩展的作用。常用于填塞愈合缓慢的伤口。

14. 10%氧化锌软膏

10%氧化锌软膏以凡士林为基质配制而成，有保护组织及收敛作用，多用于肠瘘或胆瘘换药，用时涂于瘘口周围皮肤表面，以保护皮肤免受瘘口内流出物的侵蚀，还可作为皮肤湿疹的外用药使用。

15. 10%鱼石脂软膏

10%鱼石脂软膏以凡士林为基质配制而成，有消炎退肿作用，多用于各种皮肤炎症、肿痛、疖肿早期，用时涂于患处。已形成脓肿或脓肿已破溃者不宜使用。

16. 碘胺嘧啶银

碘胺嘧啶银为我国烧伤领域广泛采用的烧伤创面外用药，多用于Ⅱ度烧伤创面。使用时可用蒸馏水调制成糊剂，涂于创面；也可配制成10%的混悬液，涂刷创面；还可配制成1%~5%的溶液，浸湿纱布制成药液纱布，然后将该纱布覆盖于烧伤创面上，称为半暴露疗法。

第四节　换药前准备

一、患者的准备

（1）换药时间最好安排在患者进餐后或饮水后，并嘱患者排空大小便。

（2）使患者了解换药的目的和意义，消除患者的紧张情绪，取得患者的合作。

（3）对大伤口或敏感部位换药时，如有较大痛苦，可预先使用止痛剂。

（4）按照伤口的部位采取不同的体位，使伤口暴露充分，患者舒适，便于工作人员操作。对于精神特别紧张者应取卧位，以防发生晕厥和其他意外。

（5）对于正在输液、用氧的患者，告诉他们注意尽量不要转动肢体或面部，以防牵动穿刺针或使鼻导管脱出。

二、操作者的准备

换药操作之前，操作人员要进行以下准备工作。

1. 戴工作帽

无论任何时间、任何季节，操作者均应戴帽子，女同志应将头发掩于帽内，防止头发上的灰尘落入伤口内。

2. 戴口罩

操作者应戴口罩，以免说话时飞沫污染伤口。

3. 穿工作服

穿工作服的目的是防止脓血、药液等污染工作人员衣服，不要求工作服无菌。

4. 手的清洁

操作者首先剪短指甲，用肥皂水仔细清洗双手，如果将双手放在消毒液内浸泡 1～2 分钟更好。每换一个患者，均应重新清洗双手一次。对感染较重的伤口，也可戴手套进行换药操作。

5. 了解伤口情况

换药前操作者应对伤口情况有大体了解，以便决定夹取物品种类和数目。

三、器械物品的准备

换药前针对每个患者情况将所用器械或物品准备齐全，以免换药过程中将患者搁置一边，再去临时准备缺少的器械物品，而延误了换药时间。

1. 门诊换药物品准备

在门诊换药室换药时，应为每个患者准备一份所有器械及物品，包括三只换药碗、换药镊、血管钳、剪刀、探针、棉球、纱布、引流物等敷料，并备好常用药物制剂。

2. 病房换药物品准备

如果在病房，需要到床边换药，可将所需器械、物品置于换药车上，移送到床边进行换药。通常可为每个患者事先准备一个无菌换药包，其中包括换药碗（盘）三个（一个用于盛放无菌纱布、凡士林纱布等干敷料，一个用于盛放酒精棉球，另一个盛放引流物等污秽物品），换药镊两把（有齿、无齿各一把或血管钳、换药镊各一把）供换药时操作使用，一定数量纱布敷料，根据伤口需要可再添加相应的剪刀、手术刀、探针、刮匙、咬骨钳、引流物、其他药物制剂等。对较深的伤口，还应准备注射器、尿管等，以备冲洗伤口用。

3. 物品夹取顺序

夹取物品放入换药碗时，应按一定次序夹取，即先用者后取，后用者先取；先取干的，后取湿的；先取无刺激性的，后取有刺激性的，同时注意放入碗内的位置适当，尤其注意不可使盐水棉球、酒精棉球、碘酒棉球、引流物等物品挨靠在一起。以上物品夹取齐后，再夹取镊子、剪刀、探针等操作时所用的器械。

第五节 换药步骤

一、敷料的揭除

1. 去除胶布或绷带

揭除胶布时应由外向里，勿乱拉硬扯，以免牵动伤口引起疼痛。如胶布粘及毛发，可用剪刀将毛发及胶布一起剪除。如为绷带缠绕固定敷料时，可用剪刀一次性横断剪除。

2. 取下纱布敷料

如为感染伤口，一般可先用手取下覆盖伤口的外层敷料，再用换药镊取下紧贴伤口的内层敷料和伤口内引流物。如为缝合伤口，应用镊子夹住内层敷料的一端，顺伤口方向反折拉向另一端，以近乎平行的方向逐渐揭除纱布敷料，不可向上拉，也不可从伤口的一侧拉向另一侧，如为植皮区伤口，则按植皮区边缘的走行方向揭除。内层敷料与创面有干结痂时（例如烧伤创面）可保留干结成痂部分，待其自然愈合脱落，而仅将未干结成痂的潮湿部分剪除。敷料被血液或脓液浸透与伤口紧密黏着时，可用生理盐水或3%双氧水浸湿后再揭去，以免引起伤口疼痛。手指伤口对痛觉特别敏感，必要时将手指浸入生理盐水或0.5%利多卡因溶液内，使内层敷料充分湿润松动后再揭除敷料。取下污物敷料应先放在弯盘内，待换药操作完毕后再统一处理，移送指定地点，不得随地丢弃。

二、伤口周围皮肤清洁消毒

伤口内层敷料揭除后，进行伤口周围皮肤清洁消毒。缝合伤口与感染伤口局部清洁消毒擦拭顺序有所不同，应加以注意。

1. 缝合伤口的清洁消毒

皮肤缝合伤口清洁消毒时，一般用0.1%氯己定棉球或70%酒精棉球自伤口中心部开始擦拭，然后逐渐向外，消毒范围一般应达伤口外 10cm 以上。缝合伤口如有感染、化脓，则按感染性伤口局部清洁消毒。

2. 感染性伤口的清洁消毒

感染性伤口属开放性伤口，多为脓肿切开引流术后、外伤后伤口感染或手术后切口感染，也可为慢性窦道、瘘管或皮肤的慢性溃疡等。一般先用 0.1% 氯己定或 70% 酒精棉球清洁消毒伤口周围皮肤，顺序为自伤口周围 10cm 处开始，做圆圈状向心性擦拭，逐渐移向伤口边缘，如此进行两或三遍，或直至伤口周围皮肤擦拭清洁为止，注意消毒皮肤的棉球不得进入伤口内。

三、伤口分泌物分析

缝合伤口内层敷料揭除后，如发现局部有渗液、分泌物，或直接为感染性伤口，则应根据分泌物颜色、性状、气味等加以分析，以便决定下一步处理及指导临床用药。

1. 浆液

浆液是由创面毛细淋巴管或血管渗出的液体，为淡黄色、澄明、无臭味、较稀薄的渗液，多见于烧伤面的水疱或皮肤擦伤后的浆液性渗出。少量渗出的浆液有保护创面作用，大量渗出时应及时清除干净，防止创面感染。

2. 脓液

脓液是由死亡破碎的白细胞和坏死组织组成的混合物。由于感染的细菌不同，脓液的性状、颜色、气味也不相同。

（1）金黄色葡萄球菌感染：脓液较稠厚，呈浅黄色或黄白色、无臭味。

（2）链球菌感染：脓液呈浅红色，有腥臭味，较稀薄，量较多，厌氧性链球菌感染多数有恶臭味。

（3）肺炎球菌感染：初期较稀薄，继而变为稠厚，甚至呈乳酪状，一般无臭味。

（4）大肠杆菌感染：单纯大肠杆菌感染无臭味，但常和其他致病菌混合感染，脓液稠厚，有粪臭味。

（5）变形杆菌感染：脓液较稀薄，有特殊臭味。

（6）绿脓杆菌感染：脓液稀薄，量多，呈水样物，有特殊蓝绿色，有生姜气味或甜腥味。

以上仅是根据脓液性状、颜色、气味初步判断为何种细菌感染，以此作为选择应用抗菌药物的依据。然而，如有条件最好做脓液细菌培养及药物敏感试验，确切判定何种细菌感染及细菌对何种抗菌药物敏感，真正达到合理用药。采取脓液标本的方法为：去除伤口内层敷料后，不经任何清洁、消毒，将细菌培养无菌试管的橡胶塞及其内的无菌棉签取出，取出时注意勿使棉签触及管口及其他任何物品；用无菌棉签蘸取伤口内适量脓液；再将无菌试管口端移至点燃的酒精灯火焰上烧烤数秒钟；最后将已蘸取脓液的棉签放入试管内，塞紧橡胶塞，即可移送细菌室。

四、伤口的处理

1. 缝合伤口的处理

缝合伤口换药时可根据以下不同情况进行相应处理。

（1）伤口情况正常：无菌手术缝合后伤口或外伤清创缝合术后伤口一般可于术后3天检视伤口，观察伤口愈合情况及有无异常。如伤口仅有轻度水肿和压痛，无明显红肿及渗出物，提示伤口情况基本正常。

处理：可直接覆盖干纱布敷料，然后用胶布或绷带妥善包扎固定即可。

（2）去除引流物：有些伤口术后放置引流物，一般应在术后 24～48 小时内去除，遇特殊情况可延至术后 72 小时去除。

处理：如为橡皮条引流，拔除时可用镊子夹住橡皮条缓缓抽出，再用镊子夹一棉球在伤口区适当按压，使伤口内残留液体尽量排出；如为橡胶管负压吸引，应先解除负压，然后再拔除引流管。

（3）伤口缝线反应：主要表现为针眼周围及缝线下组织轻度红肿，为组织对缝线的一种异物反应。

处理：用浸有 75% 酒精纱布裹敷后包扎固定即可，每日或间日换药。

（4）针眼脓疱：多因缝线反应进一步发展，形成小的针眼脓肿，表现为针眼明显红、肿或挤压时有脓性分泌物自针眼内溢出。

处理：用棉签挤压针眼，使脓液溢出，如有较大脓疱可提前拆除该处缝线，若全部缝线针眼均有较大脓疱，可间断拆除缝线，然后用浸有 70% 酒精的纱布裹敷后包扎固定。如此换药每日一次，直至炎症消退为止。

（5）血清肿：为伤口内血清样渗出物潴留，主要表现为伤口肿胀、轻度压痛，穿刺抽出淡黄色澄清液体。

处理：拆除一针缝线，扩开少许伤口，放出积液，并放橡皮条引流，覆盖纱布敷料，适当加压包扎。渗出停止后，及时去除引流条。

（6）血肿：为伤口内不同程度的出血淤积于伤口内，一般可形成血凝块，表现为切口肿胀、轻度压痛，或伤口内有暗红色陈旧血性物流出。

处理：拆除一针缝线，敞开伤口，用刮匙刮除血肿，或用棉球蘸除血凝块，然后放置橡皮条或凡士林纱条引流。此后酌情换药，适时去除引流条。如估计切口内血肿较少时，也可先不做特殊处理，让其自行吸收。

（7）脂肪液化坏死：多见于肥胖患者腹部手术后，表现为切口内有水样溢出，或水样物混有油珠，扪之伤口部有波动感或凹陷感，无明显压痛。

处理：拆除一针缝线，敞开伤口，放凡士林纱布引流，此后适时换药。

（8）伤口感染：无菌手术缝合伤口或外伤后清创缝合伤口均有感染的可能，主要表现为伤口红肿、压痛，化脓时可扪及波动，或见脓液自切口内流出，也可见缝线将皮肤明显切割或刀口裂开。患者可伴有发热、刀口跳痛等症状。

处理：及早拆除部分缝线或全部缝线，敞开伤口放出脓液，冲洗，伤口内放置适当引流物，此后按感染性伤口定时换药。

2. 感染伤口的处理

感染性伤口换药主要为清除坏死组织及脓液，改善局部环境，促进创面愈合。换药时可针对以下不同情况区别对待，酌情处理。

（1）清除脓液及坏死组织：可用生理盐水棉球擦净创口内脓液，脓液较多时也可用干棉球或干纱布吸附并擦净，然后再清除坏死组织。清除坏死组织之前，须对组织是否坏死予以正确辨认：皮肤坏死时最初为苍白色或皮革样变，逐渐变为暗紫色或黑色；肌肉坏死时呈紫红色或紫黑色，无出血，无收缩，无弹性；肌腱坏死时呈微黄色或灰白色，无光泽，无韧性或呈糜烂状；骨坏死时颜色暗褐、发灰，骨质糠脆，骨断端不出血。

处理：将各种坏死组织逐一剪除，直至断端新鲜或出血。

（2）新鲜肉芽：多见于外伤后数天无明显感染的伤口，肉芽颜色鲜红，表面有细小颗粒突起，分泌物少，无水肿，触之易出血，周围皮肤有轻度水肿，但无明显炎症。

处理：用生理盐水棉球轻轻擦拭伤口内，拭净分泌物，放入凡士林纱条引流，然后再覆盖纱布敷料包扎。如伤口较深，旋转凡士林纱条时注意使创腔填塞略松一些，创口填塞略紧些，以免创口过早闭合。有时还可于伤口底部放凡士林纱条，而创口处放干纱布，以便促进底部肉芽生长，抑制创口肉芽生长过快，而且干纱布可起到良好吸附引流的作用。

（3）健康肉芽：多见于伤口感染后局部适当处理的伤口，肉芽颜色较红，质地硬，无水肿，擦拭时可有出血，生长平衡，表面没有明显突出和凹陷，分泌物较少，伤口周围皮肤平坦，创缘不高出周围皮肤平面，创口边缘皮肤向创口内生长。

处理：清除创面分泌物，填塞凡士林纱条引流，覆盖无菌纱布敷料。如肉芽有生长过快倾向，可适当加压包扎；如肉芽生长已充满创腔，创面仍较广泛者，可行植皮术。

（4）水肿性肉芽：多因伤口感染、病程较长、局部处理不当所致，表现为伤口内肉芽水肿，分泌物多，淡红色或苍白，呈现"水汪汪"外观，伤口较深时分泌物更多，肉芽灰暗而表面光滑，无颗粒；伤口较浅时肉芽表层高出皮面，触之极软，有移动，无出血。

处理：肉芽水肿较轻时，可于创口内直接填塞干纱布，以吸附肉芽内水分，抑制肉芽生长；如肉芽水肿明显，可用3%～5%高渗盐水纱布填塞或湿裹，每日换药2次，既可达到清除肉芽水肿的目的，又可起到清洁引流作用。

（5）弛缓性肉芽：多见于损伤范围较广的感染性伤口、局部炎症未及时控制或血循环不良、全身营养状态不佳等情况，表现为肉芽紫暗、分泌物少、无光泽、无生机、表面颗粒不明显、触之不易出血，有时肉芽表面附有一层灰白纤维素性膜，周围皮肤紫暗色。

处理：可用40℃温热生理盐水对局部皮肤及伤口湿敷，6小时一次，使局部保持一定温度，促进血液循环，控制局部炎症；对全身营养不良者，在加强伤口局部处理的同时，积极改善全身营养状态，调节饮食，或少量多次输血。

（6）溃疡性肉芽：多见于小腿慢性溃疡、压疮、烧伤后瘢痕破溃、放射治疗后溃疡，主要表现为创面肉芽灰暗、无光泽、有时呈紫黑色坏死状，创面周围组织水肿，皮肤颜色灰暗、粗糙无弹性，创缘瘢痕增生，触之坚韧，无上皮组织长入。

处理：局部血液循环不良者，应卧床休息，抬高患肢，局部湿热敷，注重改善局部营养，促进创面愈合；创面经久不愈或创面皮肤缺损较广的顽固性溃疡应酌情采取相应措施。

五、覆盖敷料

创面处理完毕后，根据伤口具体情况，覆盖一定厚度的无菌纱布敷料或棉垫。估计渗液较多时，应多覆盖敷料，反之则少覆盖敷料；冬季为了保暖可多覆盖敷料，夏季则宜少覆盖敷料。覆盖敷料后，可用胶布或绷带予以适当固定。上肢换药后，应将肘关节屈曲、配合托板，用绷带悬吊。对某些特殊部位，根据情况可用夹板或石膏托固定。换药完毕后，如是住院患者，经治医生应将伤口情况、是否留置引流、下次换药时间及应注意事项记录在病历上。如果是门诊患者，交代有关注意事项，并约好下次换药时间。

六、污物及污染器械的处理

1. 污物处理

将从伤口取下的敷料和清洁、消毒伤口用过的棉球等污物随时放入弯盘内，待换药完毕后倒入污物桶，最后再统一送往指定地点。凡特殊感染伤口取下的敷料须装入塑料袋中，移至指定地点进行焚烧。未沾染脓血的表层敷料如需回收，应放在5%来苏液内浸泡2小时，搅拌清洗，晾干后高压蒸汽灭菌备用。

2. 污染器械处理

可先将污染器械放置于1:400的"84消毒液"内浸泡1小时，然后在流水中刷洗、擦拭干净，晾干后再高压蒸汽灭菌或消毒浸泡备用。

第六节　换药方法

一、浸泡疗法

浸泡疗法是指将患处浸泡于药液中，更好地达到伤口引流、消炎的目的。对于内层敷料紧密粘连的伤口实行浸泡，还可以起到松解敷料、减轻揭去敷料时伤口疼痛的作用。本方法非常适用于四肢严重感染的伤口。

方法：根据伤口部位，选用搪瓷缸、泡手桶或特制的浸泡槽等容器，先用 1∶200 的"84 消毒液"冲洗处理所用容器，用无菌生理盐水作为浸泡液，可加入适当抗生素；需用量较大时也可用 1∶5000 氯己定溶液或 1∶5000 高锰酸钾溶液作为浸泡液。去除伤口敷料，将患肢浸入其中，如果伤口与内层敷料黏结较紧密，可去除外层敷料后直接放入药液。浸泡过程中随时清除脓液、坏死组织，浸泡时间一般为 20～30 分钟，移出后用无菌干纱布擦拭干净，根据伤口情况再进行其他处理。感染特别严重的伤口可每天浸泡一次，一般较为严重的感染伤口可 2～3 天浸泡一次。

二、暴露疗法

换药时，也常采用一定时间的暴露，达到去除伤口周围皮肤潮湿、减轻肉芽水肿、控制细菌感染（特别是绿脓杆菌）的目的。暴露疗法主要适用于伤口周围皮肤受分泌物浸渍而发生潮湿、糜烂、湿疹样变或伤口边缘皮肤泛白、创面肉芽组织水肿或绿脓杆菌感染的创面，也适用于烧伤创面。

方法：暴露时应保持清洁、干燥，将伤口敷料揭去后，用生理盐水棉球擦净创面分泌物，让伤口自然暴露于空气中，使创面及周围皮肤水分自然蒸发。冬季应注意保暖，必要时可用一烤灯置于患处，也可用电吹风机微热风吹拂创面。暴露时间长短根据伤口情况酌情决定，一般为 10～30 分钟。暴露完毕后，伤口周围常规消毒，创面或伤口再用生理盐水擦拭一遍，根据伤口肉芽生长情况酌情进行相应处理。对烧伤患者，特别是头面部、颈部、躯干、会阴部创面，可采用长时间暴露疗法，使创面尽快干燥，形成干痂，减少细菌感染，待其痂下愈合。

三、湿敷疗法

湿敷疗法适用于创面肉芽水肿或感染严重的伤口，也常用于肉芽创面植皮的术前准备，可以起到减轻肉芽水肿程度、保持创面清洁及控制炎症的作用。

方法：一般伤口可用生理盐水加入适当抗生素为药液，创面肉芽水肿者可用 3%～5% 盐水作为药液，将无菌干纱布浸入药液中，然后取出纱布，拧去多余水分，以不滴水为度，将纱布直接覆盖在伤口上，纱布一般选 16~20 层。为了减少药液蒸发，保持有效湿度，可在湿纱布上加盖一层与湿纱布大小相当的凡士林纱布。一般 6 小时更换一次，待肉芽水肿消退、创面清洁后改为常规换药或其他操作处理。

四、湿纱布裹敷疗法

湿纱布裹敷多用于感染严重的伤口或肉芽水肿的创面，有时还可用于防治感染。所用药液一般为生理盐水加入适当抗生素，也可用 70% 酒精或 2%~5% 磺胺嘧啶银作为药液。

方法：用于伤口感染和肉芽水肿时，可用生理盐水加适量庆大霉素或丁胺卡那霉素，配制成混合液，然后将干纱布浸入药液内，取出后拧去多余水分，以不滴水为度，以 10~20 层药液纱布裹敷于创面，其上覆盖一层凡士林纱布，最后再覆盖适当干纱布敷料，适当加压包扎，每天更换一次。70% 酒精湿纱布多用于切口缝合后预防感染，或切口缝合后有红肿、缝线反应、针眼脓疱者，起到消毒、杀菌、促进蒸发、减轻局部水肿程度的作用。2%~5% 碘胺嘧啶银是由无菌蒸馏水加入磺胺嘧啶银配制而成的混悬液，为Ⅱ度烧伤创面首选外用药物，具有良好的防治感染的作用，一般可用浸有碘胺嘧啶银的 2 或 3 层纱布贴敷于烧伤创面，再覆盖一定的无菌干纱布敷料，适当加压包扎，4~5 天换药一次，换药时如内层敷料干燥，与创面粘连紧密，不必揭除，直至痂下愈合，内层敷料便可自然脱落。

五、伤口胶布拉拢技术

对于一些伤口表浅、创面肉芽健康、分泌物少、周围皮肤正常且移动性好的患者，采用伤口拉拢技术，可加速伤口愈合。当伤口边缘被拉拢时，伤口张力减小，加速伤口收缩，从而有利于结缔组织及上皮组织生长加快，促进伤口愈合，多用于腹部、乳腺伤口或截肢后残端伤口等。

方法：剪制蝶形胶布，将蝶形胶布接触伤口的狭窄部分在酒精灯火上烤灼、灭菌。先将蝶形胶布的一端粘贴于伤口一侧皮肤上，右手适当拉向另一侧；同时将伤口另一侧皮肤推向对侧，贴紧胶布，最后覆盖适当敷料，妥善包扎固定。根据情况，也可先于伤口处覆盖少许无菌干纱布，然后再进行胶布拉拢。2~3 天换药一次，必要时重新进行蝶形胶布拉拢粘贴。

第七节 特殊伤口的处理

在临床工作中经常会遇到一些使医生感到棘手的特殊伤口，若按常规方法换药处理，往往不能收到良好的效果。若能对这些情况进行适当的处理，可很快使患者病情好转，伤口尽早愈合。

一、严重化脓感染伤口

伤口严重化脓性感染对人体危害较大，特别是位于手足等处的伤口感染化脓。如果炎症进一步扩散，伤口扩大，组织器官坏死、缺损，愈合后瘢痕组织明显增生，可造成不同程度的功能障碍和畸形，因此遇此情况应采取有力措施，控制炎症。常见的严重化脓性感染有以下三种。

1. 手部严重化脓性感染

手是主要的劳动器官，正确处理手伤具有非常重要的意义。手外伤严重感染多见于机器挤压伤、牲畜咬伤、掌间隙感染、化脓性腱鞘炎等，往往伴有皮肤、肌肉、肌腱、骨骼等多种组织的化脓性感染。局部损伤范围广泛，周围组织水肿明显，伤口分泌物多，皮肤浸渍、泛白，伤口周围皮肤表皮松脱，可有外伤性手指残缺，有的伤及深部组织，可见肌肉、肌腱外露或坏死，并常见骨质外露或形成骨髓炎，可散发污秽臭味。患者可有发热、血白细胞计数增多等，并可影响饮食及睡眠。

处理：可采用浸泡疗法，配合湿敷等综合治疗。将生理盐水（可加入适当抗生素）倒入泡手桶内（没有泡手桶可用塑料桶或脸盆代替），将患手置于其中，浸泡 20～30 分钟，引流出伤口内脓液，使坏死组织松解分离，然后用剪刀将坏死皮肤、肌肉、肌腱等组织一一剪除，如有死骨用咬骨钳咬除，冲洗后用干纱布擦拭干净，使创面变清洁。重新配制新鲜生理盐水抗生素混合液，将纱布浸湿、拧干，取 16～20 层药液纱布敷于伤口处，其上覆盖适量凡士林纱布，防止水分过分蒸发，最后再放适量纱布敷料或纱垫，加压包扎。每 6 小时 1 次，如此换药，可使伤口很快变得清洁。待炎症基本控制后，改为普通常规换药。

2. 足部严重化脓性感染

足部严重化脓性感染多见于复杂挤压伤、重物砸伤等。局部肿胀明显，伤口流出大量脓液、有臭味，周围皮肤组织糜烂、浸渍、泛白，或见于伤口内肌肉、肌腱等多种组织损伤坏死，足活动受限，同侧腘窝或腹股沟淋巴结可肿大、有压痛。患者可有发热、血白细胞计数增多等。

处理：首次换药可采用浸泡疗法，将患足放入盛有生理盐水抗生素混合液的盆内，浸泡 20～30 分钟后，将患足移出盆外，用剪刀将坏死组织一一剪除，使创面尽量清洁，再用生理盐水冲洗干净，创面贴敷凡士林纱布，覆盖适当厚度的纱布敷料，用绷带加压包扎。如果足部化脓性感染特别严重，也可采用局部湿敷疗法，每 6 小时更换 1 次，至伤口较为清洁后，改为常规普通换药。需要注意的是，足部化脓性感染伤口换药后，一定要强调卧床休息，抬高患肢，这样可以促进静脉回流，减轻足部水肿。

3. 会阴部严重化脓性感染

轻微的局部外伤即可引起会阴部严重化脓性感染，这是由于会阴部组织松软，炎症易于扩散的缘故。肛门周围出现脓肿时，感染可波及阴囊、股内侧、臀部，主要表现为会阴或肛门周围红肿、压痛、皮肤破溃，甚至出现大面积皮下组织坏死、脱落、脓液腥臭。

处理：首先采用坐浴疗法，用温开水配制 1∶5000 高锰酸钾溶液，倒入盆内，将臀部浸入盆中，坐浴 10~20 分钟，脱离浴盆后患者卧于换药台上，充分显露伤口，用剪刀剪除坏死组织，用生理盐水冲洗伤口，拭净伤口内分泌物，酌情填塞生理盐水纱布或凡士林纱布引流条，覆盖大块纱垫或纱布敷料，适当固定。根据渗出情况，及时更换外层敷料。如肛门周围脓肿形成慢性肛瘘，应择期再行瘘管切开或瘘管切除术。

二、慢性体表溃疡

慢性体表溃疡是由于各种原因所致的皮肤缺损，病变虽然表浅，但往往久治不愈。慢性溃疡常见以下两种情况。

1. 小腿溃疡

小腿溃疡多继发于长期下肢静脉曲张患者，患者小腿部可见表浅曲张静脉，踝部水肿明显，并有局部皮肤溃疡，面积大小不等，周围皮肤粗糙、营养不良、颜色紫暗、皮肤温度低。创面肉芽污秽，触之不易出血。

处理：卧床休息，抬高患肢，局部用温热盐水行湿热敷，以改善肢体营养状况。积极、正确进行伤口换药，促进上皮长入，加速溃疡愈合。如此处理一定时间，伤口仍不能愈合者，则应酌情采取手术治疗。深静脉回流正常者，可行高位大隐静脉结扎，以减少静脉逆流，同时行曲张静脉剥脱术，清除下肢浅静脉淤血。术后抬高患肢，加强溃疡面换药。为了缩短病程，待创面肉芽组织转为健康肉芽组织后，可行创面植皮术。肉芽组织情况很难改善时，可将不健康的肉芽全部刮除，待长出健康肉芽后，再行创面植皮术。

2. 压疮

压疮多见于长期卧床、截瘫、全身情况衰竭的患者，往往生于骶尾部、大转子、髂骨嵴、足跟、内外踝、头枕部等骨骼突起处。其形成原因为局部组织长时间受压、缺血、缺氧，造成皮肤及皮下组织坏死脱落而形成慢性溃疡。局部表现为发病初期皮肤发红，继之形成水疱，进一步发展，皮肤变为紫暗色并坏死脱落，可深达肌肉、筋膜或骨骼，形成溃疡，创面渗出物较多，周围皮下可形成潜在腔隙，可伴发热等全身症状，甚至感染严重造成败血症等。

处理：加强护理，定时为患者翻身，防止局部进一步受压、缺血坏死，同时注意改善患者全身营养状况，纠正低蛋白血症、贫血等。加强局部换药，清除坏死组织，设法改善溃疡周围组织血液循环。如经多次换药而创面不能闭合者，待局部炎症基本控制、创面肉芽转为健康后行植皮术或彻底清除局部坏死组织后行局部皮瓣转移术。

三、窦道

窦道是指深部组织借外口通向体表的病理性盲管。窦道形成的原因多为局部伤口感染、异物存留（缝线、死骨等）、脓肿切开后引流不畅，也可见于特异性感染（结核破溃）。窦道管壁通常有较厚的纤维瘢痕组织增生，管腔内充满不健康肉芽组织，窦道外口可有突出的暗红色肉芽组织，并有少量分泌物溢出。有时窦道外口也可暂时性闭合，但间断一段时间后，窦道内有慢性炎症反应，分泌物积聚，局部又可出现红肿、破溃等急性炎症症状。如此反复发作，经久不愈。

1. 腹壁窦道

腹壁窦道多为腹部手术后切口感染所致，局部常有红、肿、痛，有少量分泌物溢出，并常有残留线结自窦道内排出，排出线结后，红、肿、痛症状有所减轻，如此反复发作。

处理：换药时可用镊子或血管钳逐一取出残留线结，但有时往往不易取净，费时费力。较有效的方法是扩大切开窦道，彻底引流，用刮匙搔刮，将坏死组织及不健康肉芽组织、线结、异物等彻底清除。病程超过一个月仍无愈合倾向者，应行窦道切除术，以窦道外口为中心，做菱形切口，沿窦道周围正常组织切入，彻底切除窦道及周围瘢痕组织，如需缝合切口，缝合时应注意勿留无效腔，必要时放负压引流管。术后10～14天拆线。

2. 其他部位窦道

其他部位窦道多为深部脓肿切开引流不畅所致，多见于臀部脓肿切开引流后，或脓肿自行破溃长期不愈，也可见于外伤后异物存留致伤口感染而长期不愈。

处理：一般需行窦口扩大切开引流术，使创腔口大底小，注意换药时应使填塞的引流物松紧合适，掌握"口宜实，底宜虚"的原则，先让肉芽组织自创底部逐渐长满后，再让创口逐渐愈合。

3. 结核性窦道

结核性窦道多为结核性淋巴结炎化脓破溃所致，伤口长期不愈，窦口肉芽组织水肿，颜色灰暗，常有稀薄分泌物或干酪样物自窦口排出。

处理：一般可用刮匙除窦道内不健康的肉芽组织，坚持清洁换药，直至伤口愈合。如病变范围局限，可以病变为中心做菱形切口，彻底切除病变组织，然后缝合切口。进行局部处理，同时应加强营养、服用抗结核药物。

四、瘘管

瘘管是由于某种原因引起的连接体表与体腔或脏器的管道形成。临床上最多见者为肛门瘘管及耳前瘘管，另有一些为腹部手术后引起的肠瘘或膀胱瘘，处理较为复杂。

1. 肛门瘘管

肛门瘘管多由肛门周围脓肿破溃或切开引流不畅演变而来。患者常述肛门周围瘘口有分泌物溢出，瘘口可以暂时闭合，但此后不久又急性发作，如此反复发作，长期不愈。有时瘘口处为一红色肉芽组织，假性闭合时瘘口仅为一小的凹陷。直肠指诊时肠腔内可扪及硬结或与外口相连的硬条索状肿物，按压瘘口可有少量分泌物溢出。

处理：位置低的肛瘘一般可行瘘管切开术，常在换药室进行。局部浸润麻醉后，自瘘管外口插入有槽控针至肠内口穿出，于有槽控针上面切开瘘管，再切除切口两侧适量皮肤及皮下组织，敞开引流，此后酌情换药或进行肛门坐浴，伤口便可很快愈合。瘘管周围有大量瘢痕组织增生时，应行瘘管切除术。高位肛门瘘管应避免瘘管一次性切开，以防肛门括约肌全部切断致肛门失禁，可行瘘管挂线疗法。

2. 耳前瘘管

耳前瘘管是由于发育异常而引起的一种疾病，常于儿童或青少年期出现症状。可有反复发作病史。主要表现为患者耳前皮肤有一小凹陷，合并感染时可见局部红肿、压痛，破溃后有脓性分泌物流出，探针探查伸向外耳道方向。

处理：急性发作期，应于局部波动最明显处切开引流。注意保持创口清洁，及时换药，待炎症基本控制、周围皮肤组织恢复正常后，可行耳前瘘管切除术。

第八节 换药过程中常见意外情况的处理

换药过程中有时可出现一些意外情况，最常见者为伤口急性大量出血和患者晕厥。

一、伤口急性大量出血

换药时，有的患者伤口可发生急性大量出血，主要原因为伤口靠近大血管，操作时动作粗暴，损伤血管而致大量出血，也可因炎性侵蚀使血管壁变得脆弱，稍加压擦拭即致血管破裂而引发急性大量出血。

1. 预防

靠近大血管的部位，如颈部、髂窝部伤口换药操作时，应特别小心，动作稳准轻快，做到心中有数，切忌动作粗暴、深浅无度。对于有潜在出血危险者，更应予以特别注意。

2. 治疗

伤口内突然大量出血往往因周围炎性组织包绕、血管断端收缩不良而难以自行停止，又因血管周围组织水肿脆弱，缝线结扎止血易切割组织，不易奏效，所以伤口突然大量出血时，首选的止血措施应为局部压迫，以求使血管栓塞而停止出血。若为肢体出血，可行加压包扎止血。如此压迫出血，一般均能奏效。

二、晕厥

晕厥又称昏厥，是换药过程中最常见的意外情况。表现为突然发生的短暂的意识丧失，因神经反射致暂时脑缺血所引起，常见于精神紧张、恐惧、体质虚弱的患者，也常见于患者的陪护人员。晕厥发作时头晕、眼黑、面色苍白、出冷汗，继而不能维持姿势张力而晕倒，脉搏细数，血压下降，持续数秒至数分钟。有些人将晕厥称为休克，是极不正确的，休克是各种原因所致的机体微循环功能障碍和组织血液灌注不足。

1. 预防

为了防止换药过程中出现晕厥，应于患者饱餐后或大量饮水后换药；换药时应安置患者于合适体位；复杂伤口或脓血及坏死组织脱落较多的伤口最好不让患者直视伤口或脓血及坏死组织，减少恶性视觉刺激。

2. 治疗

患者出现头晕、眼黑、面色苍白等最初症状时，即刻置患者于头低足高位，解开衣领、衣扣，保持呼吸道通畅，并给少量饮水，一般很快即可恢复正常。若出现神志不清、脉搏细数者，可静脉注射 50% 葡萄糖 40ml。

第九节　伤口延迟愈合的原因及处理

伤口延迟愈合的原因有多种，有全身因素，也有局部因素，或二者兼有。伤口长期不愈时，要针对具体情况进行具体分析，找出原因并对症处理。

一、引流不畅

引流不畅是伤口长期不愈合最常见原因，主要因为创腔较大，创口较小，呈烧瓶状改变，使脓液及脓腔内坏死组织不能充分引流，创口内无健康肉芽组织生长，而致伤口长期不愈。有的可形成一细长的盲端管道，即窦道。最常见的为臀部脓肿切开引流后、乳房脓肿切开引流后或其他深部脓肿切开引流后，也可见于外伤后（特别是刺伤）局部感染等。

处理：扩大切开创口，充分敞开引流，使创腔口大底小。创腔较深时注意引流物的选择，可于创腔底部松散填塞凡士林纱布，而创腔上部及创口填塞干纱布引流，如此填塞既起到吸附引流作用，又有利于底部肉芽组织生长，同时抑制创腔上部及创口肉芽组织生长过快而致创口过早缩小，防止窦道形成。

二、异物存留

各种外伤和手术后刀口感染，伤口长期不愈，大部分原因为异物存留，常见于腹部手术后切口感染、缝线线结残留或四肢软组织损伤后铁片、木屑、鱼骨、泥沙存留。此外，手术时将碎纱布条、橡皮条之类的东西遗留于切口内，也可致伤口长期不愈。异物存留是造成窦道的主要原因之一。

处理：手术后切口感染、缝线反应所致伤口长期不愈，可用血管钳插入伤口底部试行夹出缝线线结，或用刮匙连同伤口内不健康的肉芽组织一起刮除。伤口仍不愈合者，说明深层仍有缝线不能排出，则可扩大切开伤口，直视下将炎症累积的缝线全部清除，并去除不健康的肉芽组织，通过换药让伤口慢慢愈合。形成窦道者，也可将窦道及异物彻底切除，然后缝合切口。外伤后铁片、木屑、鱼骨、泥沙等异物存留时，可扩大创口，直视下将异物取出，也可用血管钳插入伤口内，凭感觉寻及异物后取出，创口内放置引流物，适时清洁换药，伤口即可慢慢愈合。

三、慢性骨髓炎

慢性骨髓炎亦是伤口长期不愈合的常见原因之一。自体骨虽不属外来异物，但如果失去活性变为死骨片，机体也将产生排异反应，致伤口长期不愈。最常见于手部挤压伤或动物咬伤后形成的慢性骨髓炎，也可见于足外伤或其他浅表层部位损伤后骨质暴露坏死。实践证明，许多骨髓炎早期 X 线摄片往往无阳性改变，而换药时可见病变处骨膜脱落、骨质松脱、颜色暗紫；晚期 X 线摄片可见骨质疏松或游离骨片等改变。

处理：经血管钳探针探查或直视下有骨质坏死时，应将死骨彻底清除，直至骨断端有新鲜出血为止，此后逐渐培养创口肉芽，待肉芽充满创口后，可望上皮长入，伤口愈合。上皮长入困难者可行植皮术。

四、坏死组织存留

伤口内如有坏死肌肉、肌腱、脂肪组织存留，也将明显影响伤口愈合。

处理：首先应正确区别辨认何为坏死组织，然后将坏死组织彻底清除，以利于肉芽组织生长。

五、局部血运不良

伤口周围局部血运不良将影响伤口愈合，已被大量临床实践证实。血运不良则局部组织得不到足够营养，伤口愈合必将延迟，表现为肉芽紫暗、触之无出血、分泌物较少。最常见于下肢静脉曲张，瘢痕性溃疡或烧伤后残余创面等。

处理：下肢静脉曲张时改变局部血运的最佳方法为卧床休息，抬高患肢，以利于静脉回流，减轻局部淤血、缺氧。必要时应行大隐静脉高位结扎加曲张静脉分段剥脱，阻止静脉血逆流和淤血。各种原因所致的瘢痕性溃疡或烧伤后残余创面长期不愈者，可施行局部湿敷，以改善局部微循环，促进肉芽组织生长和上皮长入。上皮长入困难时，可将肉芽组织刮除，施行游离植皮术。

六、伤口性质特殊

有些伤口如恶性肿瘤破溃、结核性脓肿破溃等未及时识别，处理方法错误，也可成为伤口长期不愈的原因。

处理：疑为特殊伤口时，应做活组织检查或分泌物涂片检查以明确诊断，并采取相应的治疗方法。

七、换药技术

换药技术不当也可致伤口长期不愈，常见原因有消毒液使用不当，如伤口误用碘酒、石炭酸，可严重损伤伤口内肉芽，抑制创缘上皮长入。肉芽水肿高出皮肤的肉芽未及时刮除或削平，也影响上皮长入，换药间隔时间太长或换药次数过频，引流物选择或填充不当等都可致伤口长期不愈。

处理：针对不同原因酌情处理，例如避免刺激性大的消毒液进入伤口内；肉芽水肿创面及时用高渗盐水湿敷；高出皮肤面的肉芽未及时刮除或削平时，可适当调整换药时间间隔，选择适当的引流物。

八、蛋白质缺乏

蛋白质是伤口愈合的基本物质。蛋白质缺乏时不但失去组织愈合的基本条件，而且常因血管内渗透压降低、水分渗入组织间隙，使局部组织水肿而影响伤口愈合。

处理：当蛋白质缺乏时，应及时补充足够蛋白质，可以通过口服，也可以通过静脉补给。口服补给蛋白质最合乎生理要求，而且经济实惠，正常人每日每千克体重进食 2～3g，即可满足每天生理需要，但当蛋白质缺乏时，则要适当增加蛋白质进食量。如同时应用某些激素，可间接促进蛋白质合成，最常用者为苯丙酸诺龙 25mg，肌内注射，每周 1～2 次。

九、维生素缺乏

维生素 C 缺乏时，成纤维细胞合成受阻，因而影响伤口愈合。外科患者的血浆中维生素 C 含量偏低，因此，补充维生素 C 很有必要，且其可以促进伤口愈合。维生素 A 和维生素 B 缺乏时，也可对伤口愈合产生不良影响。维生素 A 是维持上皮组织正常功能状态的必需物质，并可促进上皮的生长，使创口加速愈合；维生素 B 参与蛋白质和脂肪的代谢，并参与许多酶的合成及转移。

处理：维生素缺乏时，临床上一般可通过口服补给，有的也可通过静脉补给。

十、糖尿病

临床实践证明，糖尿病未控制的患者伤口很难愈合，这是由于糖尿病时周围组织循环不良影响伤口愈合，还可能是由于白细胞游动不良，炎症不能有效控制而影响伤口愈合。糖尿病已控制的患者，伤口愈合基本正常。

处理：糖尿病患者伤口长期不愈时应求助内科医生，设法控制患者血糖，因为控制血糖对于促进伤口愈合是相当重要的。

（刘　阳）

第五章　实验动物常见手术操作

第一节　外科实验常用动物一般介绍

本节主要介绍常用于外科手术基本操作的实验动物，包括家兔、家犬和小型猪的生物学特征、习性及其捕捉技巧。

一、外科实验常用动物

1. 家兔

家兔是外科实验及外科技能培训中最常用的动物之一，属于哺乳纲啮齿目，一般有6颗门齿，为食草性单胃动物，是经过野生兔驯化成的。家兔体型中等偏小，主要有灰、白、黑三色，但也有咖啡色和红色等，其耳大眼圆，四肢有力，腰部及臀部较丰满。家兔可以广泛用于心血管病、内分泌、遗传学等研究领域，同时常用于手术基本技能培训中建立外科动物模型如眼科、骨科及普通外科。

家兔的习性如下：

（1）性情温顺，宜独居，笼养。

（2）听觉、嗅觉灵敏，胆小易惊。

（3）喜干凉，当温度过高或湿度过高时，易出现疾病等问题。

（4）喜夜行，白天常处于睡眠和休息状态，夜间活动，有扒土挖洞的习惯。

（5）体温变化大；兔正常体温在38.0～39.6℃，易发生发热反应。

（6）家兔属于刺激性排卵动物，一般交配后10～12小时排卵，无发情期。

（7）家兔生长发育迅速，出生21天左右即可正常吃料，30天左右被毛形成。

（8）家兔有食粪嗜好，喜好直接进食自肛门排出的粪便。

2. 家犬

家犬属于哺乳纲犬科动物，是人类最早驯化的动物。作为家畜，家犬的历史最长，与人类有很漫长的共同生活和互相依赖的历史。家犬体型较大，毛色众多，牙齿咬合有力，四肢粗壮有力。家犬可以用于生物医学的各个学科研究，外科动物模型也不例外，如心血管外科、脑外科、普通外科、骨科及器官移植等，已为世界各国所公认。

家犬的习性如下：

（1）可调教性，经过了驯化，具有服从人意志的天性。

（2）对环境适应性强，易饲养。

（3）喜活动，成年雄犬喜打架，应分开饲养。

（4）肉食性动物，品种多，个体差异大。

（5）犬根据神经类型不同分为活泼型、安静型、不可抑制型和衰落型。

（6）视觉差，听觉灵敏。

（7）正常犬的鼻尖呈油状滋润，如无滋润感或温度发生变化，可以判断犬的疾病状态。

（8）性情凶猛，不合理饲养及虐待可使之恢复野性，甚至主动攻击人类。

（9）犬属于春、秋季发情动物，性成熟为 280～400 日龄，性周期为 180 天。配种年龄：雄犬 2 岁，雌犬 1.5 岁左右。

3. 猪

猪属于哺乳纲偶蹄目野猪科动物。野猪经过人类长期驯化，改变了野性，变得性情温顺，成为家养的猪。家猪性情温顺，成年后体重一般在 80kg，毛少色，主要为黑、白、黑白及褐色。猪四肢较短，耳大，腰臀丰满，牙齿良好，汗腺不够发达，因此幼年及成年猪均怕热。猪在解剖学、生理学等方面与人有着较高的相似性，可以用于肿瘤、外科、基因克隆等方面的研究。为解决家猪的体型肥大和质量问题，人们利用野生和半野生猪和家养猪进行交配培育出了用于动物实验的小型猪。小型猪现已成为良好的实验素材。

小型猪的习性如下：

（1）杂食动物，食量大，消化快，不反刍，具有较强的消化吸收能力。

（2）对外界温度和湿度变化敏感，喜安静，不耐炎热。

（3）喜群居，可以通过人的指挥建立一些条件反射。

（4）喜睡卧，活动少。

（5）喜欢清洁，一般不在吃睡的地方排泄。

（6）性成熟早，雄性 4 个月即可成熟，一般 5～6 月龄即可配种。

（7）猪为全年性发情动物，性周期为 21 天，妊娠期短，一年可生育 2 次。

（8）寿命最长达 27 年，平均 16 年。

二、家兔、家犬及小型猪的捕捉和固定

1. 兔的捕捉和固定

家兔比较温顺，但是爪较锐利，要防止被抓伤。实验兔抓取方法：当兔在安静时，

以一手抓住兔颈部的皮肤，然后另一手托其臀部，使其体重主要集中在另一手上。禁止抓住兔的双耳提起，因为兔的双耳不足以承担全身重量，易造成兔耳神经根损伤。抓持兔的四肢容易被抓伤，抓持兔的腰部易导致其双肾损伤。家兔的固定根据不同的实验需要常用兔盒固定和手术台固定。

2. 犬的捕捉和固定

犬的习性是与人为伴，饲养人员及实验人员应经常亲近它们，建立良好的信任。进行犬的操作时，可以从犬的侧面靠近并轻轻抚摸其颈部皮毛，尽量不要使用捕狗夹，因为这会增加犬的恐惧。犬的捕捉要将犬的嘴绑住。犬的固定可以从其侧面靠近轻轻抚摸，用手将其抱住，然后由助手迅速用布带绑住犬的嘴，从下颌绕到上颌打结，再绕回下颌打第二个结，然后绕回后颈部打第三个结，捆绑松紧要适度。麻醉后应立即解绑，因为捆绑容易引起鼻腔黏膜的充血水肿，甚至窒息。

3. 小型猪的捕捉和固定

小型猪的体型偏大，在抓取过程中注意保护自身，以免被其牙齿所伤。最常用的捕捉方法是抓住小型猪的后肢小腿，将小型猪提起，将其后肢捆绑固定。禁止提起猪的尾巴。实验人员先从背后将猪的两耳提起，使其臀部着地，四肢用绳子固定在三脚架的四角边上，两腿膝部合拢，夹住猪的躯干，再将猪仰放并固定，也可以用犬固定台进行固定。

第二节 外科常用动物解剖

一、家兔的解剖学特点

1. 骨骼系统

兔的全身骨骼共有275块，肌肉有300多条，兔的前半身肌肉不发达，而后半身肌肉很发达。

2. 消化系统

兔的胃为单胃，小肠和大肠的长度可达到身体长度的10倍；盲肠相对较大，占据腹腔的1/3。回盲部含有特有的圆小囊，可分泌碱性液体，以中和纤维素分解产生的酸性物质，促进食物的消化吸收。盲肠学名为"蚓突"，类似于人的阑尾。

3. 淋巴系统

兔的后肢膝关节腘窝有一较大的腘窝淋巴结，易触摸且固定，可以用作淋巴结内注射。

4. 生殖系统

雄兔睾丸可以自由下降到阴囊或缩回腹腔，雌兔有两个完全分离的子宫，且两个宫颈分别开口于单一的阴道。

5. 循环系统

兔的胸腔中央有纵隔，将胸腔分为左、右两部，互不相通，心脏外有心包。

6. 神经系统

兔的颈部神经血管束含有 3 根神经，最粗者为迷走神经，次之者为交感神经，最细者为减压神经。减压神经属于传入性神经，其神经末梢分布在主动脉弓血管壁内。

7. 皮毛系统

兔的表皮较薄，真皮很厚，全身被毛，1 年换 1 次，汗腺不发达，仅在唇边和腹股沟有少量汗腺。

8. 眼睛及耳

兔的眼球巨大，虹膜内有色素细胞。白兔的眼睛因为缺乏色素，血管内因血色的透露，所以看起来呈现红色。耳郭发达，其长度可以超过头长；耳肌发达，可以自由活动。

二、犬的解剖学特点

1. 骨骼系统

犬的骨骼具有三大特征：无锁骨、肩胛骨链接躯体、存在阴茎骨。

2. 消化系统

犬的食管全部由横纹肌组成，胃较小，适于施行胃导管手术，肠道短，肝脏较大，唾液中缺少淀粉酶。

3. 循环系统

犬的循环系统具有发达的血液循环，心脏大，内脏与人相似。

4. 泌尿系统

犬的肾较大，左肾位置低于右肾位置。

5. 生殖系统

雄犬无精囊腺，前列腺极发达，有特殊的阴茎骨；雌犬为双角子宫。

6. 视觉

犬的视力差，无立体感，对正面景物看不清，但对于移动的物体敏感，不能区别红绿色。

7. 嗅觉和听觉

犬的嗅觉发达，鼻黏膜布满嗅神经，对于动物脂肪酸嗅觉最为敏感；犬的听觉也极为灵敏，能分辨极为细小的声音。

8. 汗腺

犬的汗腺不发达，散热主要通过舌头的作用。

三、小型猪的解剖学特点

1. 骨骼系统

小型猪的颈椎有 17 块，胸椎有 13～16 块，腰椎有 5～6 块，尾椎有 21～24 块。

2. 消化系统

小型猪的唾液腺发达，胃为单室，容积很大，位于季肋部和剑突软骨部，贲门区很大，占据胃的大部分，幽门区比其他动物宽大。肝脏分为 5 叶，胆囊浓缩能力低下，消化特点介于食肉类和反刍类之间，盲肠较发达。

3. 皮肤系统

小型猪的皮肤系统与人类相似，上皮修复能力较强，汗腺较为发达。

4. 心血管系统、营养需求、骨骼发育、血液学等各种常数

小型猪的心血管系统、营养需求、骨骼发育、血液学等各种常数与人类相似。

5. 牙齿

小型猪的牙齿比其他非灵长类动物更接近人类，有发达的门齿和犬齿，齿冠尖锐突出，便于食肉，也有发达的臼齿，便于食草。

6. 其他

小型猪虽然有发达的吻突，但是消化粗纤维能力有限，只能借助盲肠内的微生物消化少量粗纤维。肺分叶明显，结缔组织发达。

第三节 实验动物的麻醉方法

麻醉是指用药物或非药物方法使动物机体或机体的一部分暂时失去感觉，以达到无痛进行手术的目的。

一、麻醉的目的

（1）消除动物挣扎和躁动，使动物保持安静。

（2）保护实验操作者。

（3）基于人道主义的考虑，麻醉是动物保护所需采取的必要措施。

二、常用的麻醉方法

1. 全身麻醉

全身麻醉简称全麻，是指麻醉药经呼吸道吸入、静脉或肌内注射进入体内，产生中枢神经系统的抑制，使实验动物神志消失、全身痛觉消失和反射抑制的麻醉方法。血液内的血药浓度决定了麻醉的深度，而且随着全麻药的代谢，其抑制逐渐减低，当药物代谢完全后，实验动物逐渐恢复神志和痛觉。全身性麻醉药物常见的有非巴比妥类麻醉剂和巴比妥类麻醉剂。前者包括氯胺酮、水合氯醛、苯环己哌啶等；后者包括戊巴比妥钠、异戊巴比妥钠、环己丙烯硫巴比妥钠、硫戊巴比妥钠等。

2. 吸入麻醉

吸入麻醉是指麻醉药以蒸汽或经挥发出来的气体状态通过呼吸道进入体内而起到麻醉作用。吸入麻醉对多数动物具有良好的麻醉效果，且麻醉深度易掌握，麻醉及复苏快速平稳，在全身麻醉中占据重要地位。

3. 口服麻醉

口服麻醉指将麻醉药掺入实验动物的食物中，通过消化道吸收进入体内发挥麻醉作用的方法。口服麻醉药虽然方法简便，但灵长类动物能迅速学会通过品尝来辨别，同时对给药时间也很敏感。因口服给药用药量较大，诱导和恢复时间较长，故口服麻醉可能在麻醉时间方面效果不如其他麻醉方式。

4. 注射麻醉

注射麻醉是指将麻醉药液注入肌肉、皮下组织和静脉的方法，分别称为肌内注射麻醉、皮下注射麻醉和静脉注射麻醉。肌内或皮下注射麻醉相对于静脉麻醉来说吸收慢，因此麻醉时间稍长。静脉注射麻醉虽然具有诱导快的特点，但因某些药物对血管具有刺激性，可控性不如吸入麻醉，故使其发展一度受到限制。

5. 局部麻醉

将局麻药应用于身体局部，使机体某一部分的感觉神经传导功能暂时被阻断，产生局部性的痛觉迟钝区域，称为局部麻醉，也称部位麻醉。这种麻醉完全可逆，不产生任何组织损害。局部麻醉的优点在于简便易行、安全、保持清醒、并发症少和对动物生理功能影响很小。

三、常用的动物麻醉剂

动物常用的麻醉剂分为 α_2 受体激动剂、麻醉性镇痛药和镇静安定药，下面分别加以介绍。

1. α_2 受体激动剂

目前临床常用的 α_2 受体激动剂是隆朋（甲苯噻嗪），具有中枢性镇静、镇痛和肌松作用。它除了可单独应用外，还可与其他麻醉及麻醉辅助药物复合应用，如和巴比妥类药物一同对犬进行复合麻醉。

2. 麻醉性镇痛药

麻醉性镇痛药目前研究最多的是埃托啡及其衍生物，因为该药具有生理依赖性、成瘾性和呼吸抑制等不良反应，所以将该类镇痛药与其他药物合用成为新的趋势。

3. 镇静安定药

该类型药物可以通过抑制中枢神经系统来调节动物机体活动和兴奋性。镇静安定药分为吩噻嗪类、丁酰苯类和苯二氮䓬类，该类药物较少单独使用，一般与其他麻醉药物合用，以减少用量及副作用。

四、麻醉剂的选择

麻醉剂选择的中心原则是安全性和有效性，尽量选择安全范围大且麻醉效果好的麻醉剂。同时，选择麻醉剂时还应考虑动物品种、生理状态及实验条件等因素。

1. 动物生理状态对麻醉剂选择的影响

氯胺酮可以通过胎盘血流，所以不宜用于怀孕动物的麻醉；有些麻醉剂可以引起呼吸道分泌物增多，不能用于呼吸道疾病模型的动物麻醉。

2. 实验条件不同，麻醉剂选择应不同

如果需要进行较长时间的实验，就应该选择戊巴比妥钠，因为该药具有麻醉持续

时间长、麻醉程度深的特点；相反，氯胺酮麻醉时间短、深度浅，可以应用于实验时间短的研究中。

3. 麻醉途径影响麻醉剂的使用

异氟烷通常作为吸入性麻醉剂，戊巴比妥钠作为静脉注射或腹腔注射使用，实验者应该根据实验和动物自身的特点合理选择麻醉剂，以达到更好的麻醉效果。

五、动物麻醉的注意事项

给动物施行麻醉术时一定要注意方法的可靠性，根据不同的动物选择合适的方法，特别是较贵重的大型动物。

（1）动物麻醉前应禁饮食。

（2）麻醉剂的用量：麻醉剂的用量应综合考虑动物对麻醉剂的敏感性、动物的体重及麻醉剂的给药途径。一般来讲，体重大的动物麻醉剂用量大，麻醉剂敏感的药物用量少，静脉注射的药物用量一般比吸入麻醉药物少。同时，在麻醉过程中应注意观察动物的反应情况，随时调整麻醉剂用量，才能使实验顺利进行。

（3）动物在麻醉期体温容易下降，要采取保温措施。

（4）冬季做长时间实验时，麻醉剂在注射前应加热至动物体温水平。

（5）控制麻醉的深度：麻醉深度要适中，且要保持稳定。

第四节　胃穿孔修补术

一、实验动物

成年家兔、家犬或小型猪。

二、实验目的

（1）加强无菌术观念，通过实践加强手术基本操作技能训练。

（2）熟悉剖腹步骤及腹腔探查方法，掌握要领。

（3）了解胃的位置、形态及血供等解剖特点；通过学习掌握胃穿孔模型制作及其修补方法和步骤。

（4）巩固手术人员分工及职责，掌握手术人员间的配合，树立团队观念。

（5）书写实习报告。

三、手术步骤（以家兔为例）

（1）麻醉及体位：将家兔麻醉成功后置于手术台上，四肢固定呈仰卧位，头侧偏，保持呼吸道通畅。

（2）术区备皮：将腹部剃毛备皮，上界达剑突平面，下界达耻骨联合平面，双侧至腋中线（腹背交界处）。

（3）消毒铺巾：本手术取上腹部正中切口（上至剑突，长约10cm），一助进行消毒铺巾。消毒方法、范围及铺巾顺序见无菌术相关内容。

（4）开腹：取正中切口约10cm，切开皮肤、皮下，切开白线及腹膜，进腹，注意结扎止血。观察腹壁解剖层次如下：皮肤—浅筋膜—腹白线—腹膜。

（5）制作胃穿孔模型：将胃提出腹腔，用肠吻合钳阻断胃内容物，刺破胃前壁全层，直径约1.5cm，制作成胃穿孔模型（图5-1）。

（6）穿孔修补：沿胃纵轴，距穿孔边缘约0.5cm处，用4号线做全层间断缝合，一般在穿孔上、中、下各缝一针即可（图5-2）。结扎时轻柔打结，避免切割穿孔周围正常胃组织。关闭胃穿孔后，沿长轴浆肌层缝合包埋缝合穿孔处，穿孔修补完成（图5-3）。

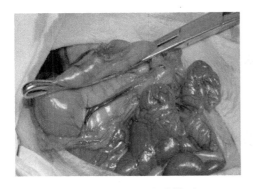

图5-1　制作胃穿孔模型

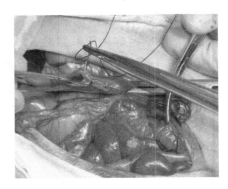

图5-2　穿孔上、中、下全层缝合

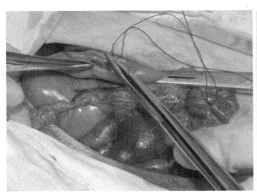

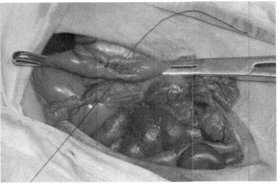

图5-3　浆肌层包埋穿孔处

（7）如采用其他实验动物或为真实人体胃穿孔，在病理情况下也可选择柔软处做浆肌层间断缝合，将附近大网膜覆盖穿孔处再结扎缝线，必要时再在大网膜周围用4号丝线加强缝合几针（图5-4，5-5）。

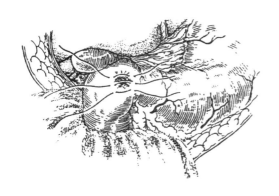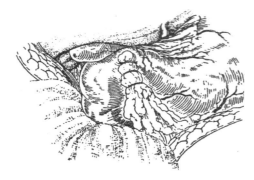

图5-4　穿孔处浆肌层间断缝合　　　　　　图5-5　大网膜覆盖结扎缝线

（8）若穿孔较大，缝合困难时，可选用大网膜填堵穿孔，再用4号丝线将大网膜缝合固定于周围正常胃组织，结扎固定时不宜太紧，以防大网膜因血管受阻而发生坏死（图5-6）。

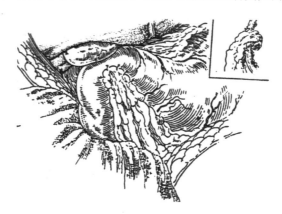

图5-6　用大网膜填堵穿孔并将其缝合固定

（9）清理腹腔胃内容物，用生理盐水冲洗腹腔并吸净。

（10）确认腹腔无出血，清点器械、纱布无误后常规关腹。

第五节　阑尾切除术

一、实验动物

成年家兔、家犬或小型猪。

二、实验目的

（1）了解盲肠的位置、形态及其动、静脉等解剖特点。

（2）掌握阑尾切除方法及步骤。

（3）其他要求同"胃穿孔修补术"。

三、手术步骤（以家兔为例）

（1）麻醉及体位：将家兔麻醉成功后置于手术台上，四肢固定呈仰卧位，头侧偏，保持呼吸道通畅。

（2）术区备皮：将腹部剃毛备皮，上界达剑突平面，下界达耻骨联合平面，双侧至腋中线（腹背交界处）。

（3）消毒铺巾：本手术取下腹部正中切口（长约 10cm），一助进行消毒铺巾。消毒方法、范围及铺巾顺序见无菌术相关内容。

（4）开腹：取下腹部正中切口约 10cm，切开皮肤、皮下，切开白线及腹膜，进腹，注意结扎止血。

（5）寻找"阑尾"：家兔仅有盲肠，无阑尾，本手术将盲肠末端的蚓突按阑尾切除方式处理，为叙述方便，将蚓突拟称为"阑尾"。将小肠推向左上腹，暴露回肠，沿回肠寻找盲肠。家兔盲肠远侧的盲端为蚓突，其与盲肠有明显的颜色分别（图 5-7）。

（6）处理阑尾系膜：将阑尾牵出腹腔，以盐水纱布保护周围组织，牵紧阑尾，充分暴露阑尾和阑尾系膜血管（图 5-8）。在阑尾系膜无血管区穿孔，用两把弯血管钳钳夹，切断阑尾血管和阑尾系膜，用 4 号丝线分别结扎（图 5-9）。

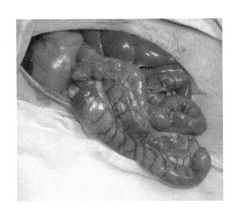
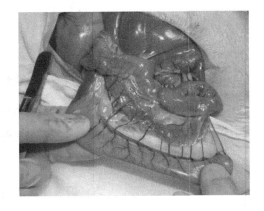

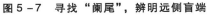

图 5-7　寻找"阑尾"，辨明远侧盲端　　　　图 5-8　暴露阑尾及其血管系膜

（7）切除阑尾及残端处包埋准备：在距阑尾根部 0.3~0.5cm 处用直血管钳夹持阑尾，用 7 号丝线于夹持处结扎，暂不剪线，在结扎线远端钳夹弯血管钳，于结扎线与血管钳之间切断阑尾，移除阑尾至手术区以外，用碘伏消毒阑尾残端（图 5-10，5-

11）。牵拉结扎线以暴露阑尾残端根部，在距离阑尾根部0.8cm的肠壁上以4号丝线做浆肌层荷包缝合，暂不牵紧缝线，以备包埋残端时使用（图5－12）。

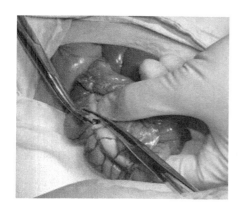

图5－9　切断阑尾血管及阑尾系膜

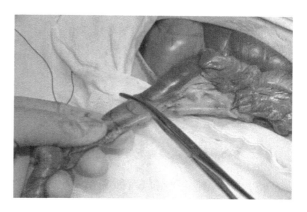

图5－10　于阑尾根部0.3～0.5cm处夹住阑尾

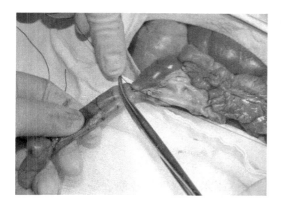

图5－11　结扎阑尾，准备切除

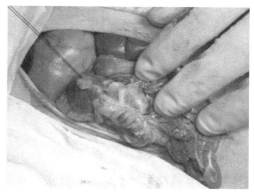

图5－12　于阑尾根部周围0.8cm处做荷包缝合

（8）阑尾残端包埋：自荷包线下方伸入弯血管钳钳夹阑尾根部及结扎线，剪断其余阑尾结扎线（图5－13）。将弯血管钳钳尖处钳夹的阑尾残端及结扎线塞入荷包缝线中央，助手收紧荷包缝线并打结，同时术者将弯血管钳去除，将阑尾残端包埋于结肠起始部的浆肌层中（图5－14）。注意收紧荷包缝线时要力度适中，否则荷包缝线容易拉断（图5－15）。

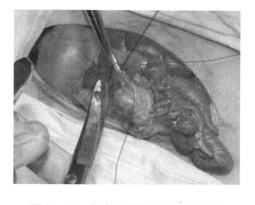

图5－13　钳夹阑尾残端及其结扎线

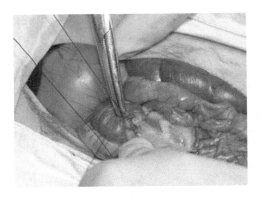 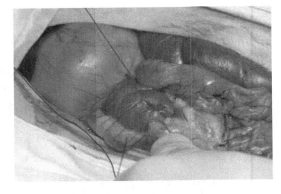

图 5-14　包埋阑尾残端　　　　　　图 5-15　收紧荷包缝线并剪断结扎线

（9）确认阑尾残端包埋彻底及阑尾血管结扎处无出血后，将回盲部还纳入腹腔。

（10）清点器械、纱布无误，常规关腹，消毒包扎。

第六节　脾脏切除术

一、实验动物

成年家兔、家犬或小型猪。

二、实验目的

（1）加强对无菌术观念的树立，通过实践加强手术基本操作技能训练。

（2）熟悉剖腹步骤及腹腔探查方法，并掌握其要领。

（3）了解脾脏的位置、形态及动、静脉等解剖特点，掌握血管处理方法，了解实质性器官切除的步骤。

（4）其他要求同"胃穿孔修补术"。

三、手术步骤（以家兔为例）

（1）麻醉及体位：将家兔麻醉成功后置于手术台上，四肢固定呈仰卧位，头侧偏，保持呼吸道通畅。

（2）术区备皮：将腹部剃毛备皮，上界达剑突平面，下界达耻骨联合平面，双侧至腋中线（腹背交界处）。

（3）消毒铺巾：本手术取上腹部正中切口（上至剑突，长约10cm），一助进行消毒铺巾。消毒方法、范围及铺巾顺序见无菌术相关内容。

（4）开腹：取正中切口约10cm，切开皮肤、皮下，切开白线及腹膜，进腹，注意结扎止血。兔腹壁解剖层次为皮肤—浅筋膜—腹白线—腹膜。

（5）探查脾脏位置：脾脏位于左上腹部，胃大弯后外侧，深红色，较游离，脾门处与周围器官组织有韧带连接（图5-16）。

（6）切除脾脏：具体如下。

1）暴露脾脏：左手将脾脏用湿盐水无菌纱布轻轻提出腹腔，并用湿纱布轻推脾蒂将脾血管暴露，观测脾脏的颜色、温度、质地等有无异常（注：兔脾静脉较细，易撕裂）（图5-17）。

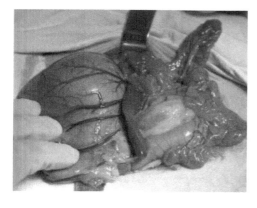 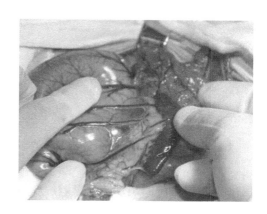

图5-16　脾脏与周围脏器毗邻关系　　　图5-17　将脾脏提出腹腔，暴露脾蒂

2）结扎处理脾动、静脉：主刀及一助配合暴露脾韧带及血管，于无血管区解剖血管。术者于近心端钳夹两把血管钳，一助于远心端钳夹血管，于靠近脾脏的两把血管钳间剪断，分别用4号线结扎，近心端双重结扎（图5-18）。

3）按上述方法处理其他血管，切除脾脏（图5-19）。将脾脏放置于弯盘内，观测脾脏颜色、温度及质地的变化。

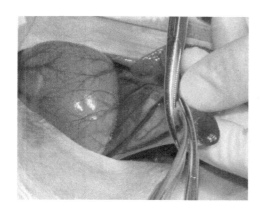 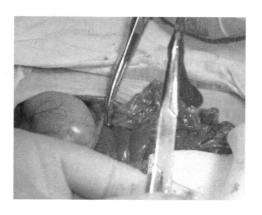

图5-18　分别钳夹、切断结扎脾动、静脉　　　图5-19　处理全部脾蒂血管后切除脾脏

4）检查脾蒂有无出血及腹腔有无出血，用生理盐水冲洗腹腔，观察冲洗液性状，确认无活动性出血后准备关腹。

5）清点器械、纱布等。

6）关腹。

第七节　肌腱吻合术

一、实验动物

成年家兔、家犬或小型猪。

二、实验目的

（1）加强对无菌术观念的树立，通过实践加强手术基本操作技能训练。

（2）熟悉跟腱解剖及位置。

（3）掌握跟腱断裂动物建模、缝合方法及步骤。

（4）其他要求同"胃穿孔修补术"。

三、手术步骤（以家兔为例）

（1）麻醉及体位：将家兔麻醉成功后置于手术台上，侧卧位，保持呼吸道通畅。

（2）术区备皮：将下肢剃毛备皮，上界达腹股沟处，下界达脚踝关节处。

（3）消毒铺巾：本手术为暴露清楚，采用沿跟腱侧方及上下环形切口，二助提起下肢，一助消毒全部下肢，铺无菌消毒单4层于下方，用无菌单包裹下肢上部。

（4）切口选择及暴露跟腱：为充分暴露跟腱及建立跟腱断裂模型，采用跟腱侧方切口及切口上下环形切口，沿肌膜游离上下皮瓣，充分显露下肢肌肉及跟腱，切断跟腱，建立跟腱断裂模型（图5－20）。

（5）缝合跟腱：应用改良 Kessler 缝合跟腱，用7号线自断裂跟腱远端中央进针，从跟腱侧面穿出，再次从侧面针平面以上进针，自对侧穿出，从对侧针平面以上进针，自远端跟腱中央出针，用同样方法自跟腱近端进针出线。对合跟腱，结扎缝线，使缝线结节位于跟腱内面，以保证跟腱外侧光滑（图5－21）。用1号线间断缝合远端及近端跟腱表面鞘膜，包埋跟腱断裂面。

（6）确认跟腱对合良好，跟腱处于无张力状态。

（7）确认无出血，清点器械、纱布无误，缝合皮肤。

（8）手术结束，消毒包扎。

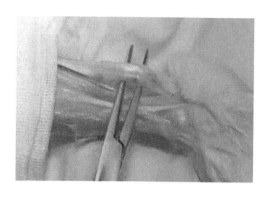

图 5-20 暴露跟腱并切断腱膜

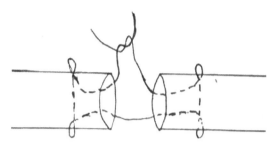

图 5-21 改良 Kessler 缝合跟腱

第八节 小肠部分切除术

一、实验动物及器材

家犬、小型猪或人造肠管模型。

二、实验目的

学习小肠部分切除及吻合的方法与步骤，掌握缝合方法。其他目的同脾脏切除术。

三、手术步骤

1. 麻醉及体位

将家犬或小型猪麻醉成功后置于手术台上，四肢固定呈仰卧位，头侧偏，保持呼吸道通畅（注：应用人造肠管模型则省略此步骤）。

2. 术区备皮

将腹部剃毛备皮，上界达剑突平面，下界达耻骨联合平面，双侧至腋中线（腹背交界处）。

3. 消毒铺巾

本手术取上腹部正中切口（上至剑突，长约 10cm），一助进行消毒铺巾。消毒方法、范围及铺巾顺序见无菌术相关内容。

4. 开腹

取正中切口约 10cm，切开皮肤、皮下，切开白线及腹膜，进腹，注意结扎止血。

腹壁解剖层次为皮肤—皮下脂肪—腹白线—腹膜外脂肪—腹膜。

（1）小肠部分切除术：具体如下。

1）提出一段肠管，周围用湿盐水纱布隔开，观察肠管肠系膜特征及其内血管弓情况。

2）在预定切除范围内"V"字形切开肠系膜，分离肠系膜血管，近心端及远心端用两把血管钳钳夹，在血管钳间切断并结扎，最后切断肠系膜，在肠管预定切断处分离附着的约1cm肠系膜（图5－22）。

3）在预定切除肠管远端及近端分别用两把有齿直血管钳与肠管横轴呈30°角从系膜缘对侧向肠系

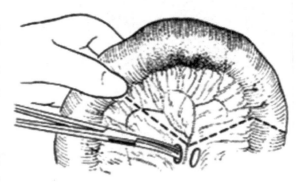

图5－22 "V"字形切开肠系膜

膜侧夹住肠管，在距离直血管钳3～5cm处，以同样方向在保留肠管上各夹一把肠吻合钳，分别在远近端两把直血管钳间切断肠管，将两把直血管钳及肠管移除，用碘伏消毒断端，保留端血管钳暂不松开，准备吻合。注意：切除肠管前应保护隔离周围组织以防止污染，上直血管钳时只能上一个扣，且避免钳夹系膜血管。

（2）小肠端－端吻合术：采用四层间断缝合法。

1）后壁浆肌层缝合：将断端血管及肠钳对拢，使两断端向上后壁贴近，周围以盐水纱布隔开。在肠系膜缘侧及系膜对侧距断端0.5cm处用1号线做两肠管断端浆肌层缝合，结扎线保留做支撑线（或称标志线、牵引线），然后在两支撑线间同一水平用1号丝线间断缝合后壁浆肌层，针距0.3～0.5cm。

2）后壁全层缝合：沿血管钳切除被夹住的组织或松开血管钳后剪除被夹住的组织，消毒肠腔及切缘，间断内翻，缝合后壁全层，针距同上边距3mm，保留肠系膜缘及系膜缘对侧交角处各一针，全层缝线作为牵引线，剪去此两线之间的全层缝线，线头为3～4mm（图5－23）。

3）前壁全层缝合（图5－24）：先从一侧开始，将一根全层牵引线（交角处）向对侧牵引，使该侧两切缘内翻，以同样针距进行前壁内翻缝合。注意从一侧腔内进针，从另一侧腔内出针。在牵引线上方打结，打结后先剪断牵引线，再将所缝合的一针做牵引线用。缝合靠近肠管中轴线时可以从另一侧同法缝合。当前壁缝合口缩小至约0.5cm时，再分别从两侧各缝一针，暂不打结，在做交叉牵引后进行打结，使最后两针亦能内翻。剪线后将线头塞入肠腔，此处可做一"8"字全层缝合。全层缝合结束，松开肠吻合钳，使肠管快速恢复血液循环。

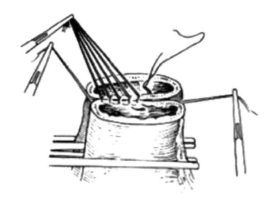

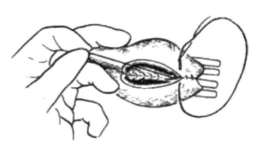

图 5-23　缝合后壁全层　　　　　　　　　　图 5-24　前壁全层间断内翻缝合

4）前壁浆肌层缝合：间断缝合前壁浆肌层，进针距吻合口 0.5cm，针距同上，缝合结束后，浆肌层将全层吻合完全包埋（图 5-25）。

5）缝合肠系膜裂隙：间断或连续缝合肠系膜上裂隙，保持肠系膜完整性，否则容易发生肠梗阻等并发症（图 5-26）。吻合完成后，检查吻合口可通过指尖，确定肠管通畅。

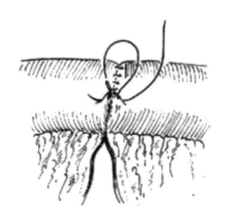

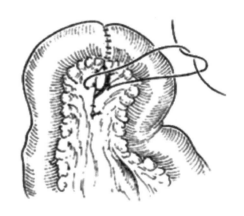

图 5-25　前壁浆肌层缝合完毕　　　　　　　图 5-26　缝合肠系膜上裂隙

第九节　股静脉解剖及切开术

一、实验动物

家兔或家犬。

二、实验目的

（1）了解股静脉解剖及其毗邻关系。

（2）掌握解剖静脉的方法和步骤。

（3）掌握静脉置管的方法和步骤。

（4）其他目的同"胃穿孔修补术"。

三、手术步骤

（1）麻醉及体位：将家兔或家犬麻醉成功后置于手术台上，四肢固定呈仰卧位，头侧偏，保持呼吸道通畅。

（2）术区备皮：将下腹部及腹股沟剃毛备皮，上界达脐平面，下界达双侧膝关节，双侧至腋中线（腹背交界处）。

（3）消毒铺巾：本手术取腹股沟韧带下方切口，消毒方法、范围及铺巾顺序见无菌术相关内容。

（4）在腹股沟韧带中点下方触及股动脉搏动，在股动脉内侧做一纵形 4～5cm 的切口。

（5）切开皮肤、皮下，显露股三角，注意止血，切开股筋膜及股血管神经鞘，可见股静脉、动脉及神经，股静脉粗，呈暗红色，动脉细，但搏动明显。

（6）用小弯血管钳伸入动、静脉之间，挑起静脉并游离2cm长，注意动作要轻柔，以防止撕裂静脉（图5－27）。

（7）自游离静脉下方穿刺两条4号丝线，结扎远端丝线，暂不间断（图5－28）。

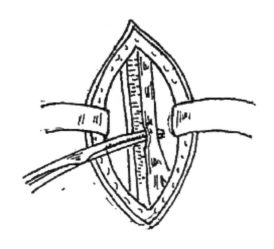 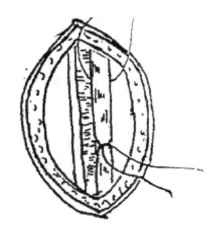

图 5－27　游离股静脉　　　　　　图 5－28　结扎远端丝线

（8）术者左手向下轻拉远端结扎线，于远、近端线之间斜形剪开静脉前壁全层，一般为静脉周径的 1/4～1/3，不可剪开过多，以免导致静脉断裂（图 5－29）。

（9）术者左手牵拉远端结扎线，右手持已连接充满盐水的针头或细硅胶管自静脉切口处轻轻插入 3～4cm，检查导管通畅后，结扎近端丝线以固定导管，再次检查导管通畅后，连接输液装置。剪断远、近端结扎线，观察有无活动性出血（图 5－30）。

（10）清点器械、纱布无误，缝合皮肤并打结后捆绑导管，防止脱落。

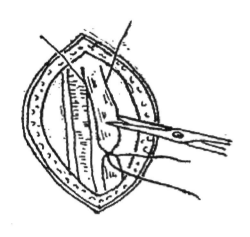

图 5－29　剪开静脉前壁

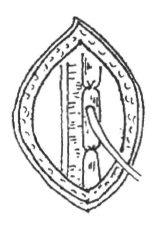

图 5－30　留置静脉导管

（马小斌）